强身健体

八段锦 太极拳

中华传统养生功法，助你重启年轻状态

李淳◎编

活络

国文出
·北京

图书在版编目（CIP）数据

八段锦太极拳 / 李淳编 . -- 北京 ： 国文出版社，2025. -- ISBN 978-7-5125-1987-9

Ⅰ . G852.9；G852.11

中国国家版本馆 CIP 数据核字第 20255UQ398 号

八段锦 太极拳

编　　者	李　淳
责任编辑	侯娟雅
责任校对	刘沐雨
出版发行	国文出版社
经　　销	全国新华书店
印　　刷	三河市兴达印务有限公司
开　　本	787 毫米 ×1092 毫米　　32 开
	2.5 印张　　49 千字
版　　次	2025 年 6 月第 1 版
	2025 年 6 月第 1 次印刷
书　　号	ISBN 978-7-5125-1987-9
定　　价	29.80 元

国文出版社

北京市朝阳区东土城路乙 9 号　　邮编：100013

总编室：（010）64270995　　传真：（010）64270995

销售热线：（010）64271187

传真：（010）64271187-800

E-mail：icpc@95777.sina.net

引言

中华养生文化长河中，八段锦与太极拳如双璧同辉，前者是流动的经络导引图，后者是行走的阴阳哲学书。本书以现代科学为镜鉴，以文化传承为脉络，将这两项凝结古人哲思的身心导引术汇于一炉，为当代人勾勒出动静相生的养生新径。

八段锦以“锦”喻其形，八式动作如缎带舒展，暗藏人体气血运行密码。书中八段锦的解析详尽：“双手托天理三焦”细化至目视掌心的凝神要点，“摇头摆尾去心火”标注腰胯旋转的劲力要点，搭配标准图示，既展现出了传统招式的神韵，又标注现代习练的易错细节，让传统功法褪去玄虚，成为人人可掌握的养生术。

太极拳则以“太极”名其神，将攻防智慧熔铸于圆活运转。从陈氏太极的缠丝劲力，到二十四式简化套路的全民普及，这套动态的阴阳画卷始终蕴含以柔养身的智慧；详解太极拳要领的同时结合中医经络学说，揭示养生保健原理，让每一式动作成为调理气血的密钥。

晨起习八段锦固肾腰，暮时练太极拳调心神，我们在招式与呼吸间，让传统智慧在当代生活中焕发新生，让每一次起势收势，都成为身心与天地共鸣的和鸣。

目录

Contents

第一章

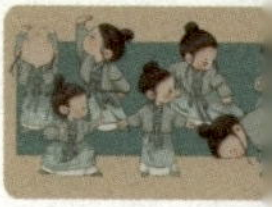

第二章

第三章

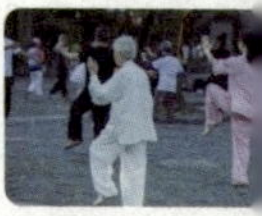

第四章

第一章 八段锦

八段锦的起源

关于八段锦的起源，民间流传着不少说法。从有考证依据的角度出发，主要存在以下几种观点。

“西汉萌芽说”认为，八段锦的功法动作是由汉代《导引图》逐步演变而来的。因为考古人员在西汉墓葬里发掘出的《导引图》中，至少有四个图式与现代八段锦里的“调理脾胃须单举”“两手攀足固肾腰”“左右开弓似射雕”“背后七颠百病消”动作极为相像。

“晋代得名说”提出，在《四库全书》版的《神仙传·卷五·栾巴》里首次出现了“八段锦”这一名称。不过，部分学者对此表示怀疑，因为除了《四库全书》版，其他版本的《神仙传》中都没有这段记载。

“北宋成型说”认为，八段锦最早出现在南宋洪迈的《夷坚志》中，里面记载：“政和七年，李似矩为起居郎……尝以夜半时起坐，嘘吸按摩，行所谓八段锦者。”结合南宋初年曾慥《道枢·众妙篇》中有关立式八段锦口诀的记载，以及其他相关史料，可以说明在北宋时期，八段锦已然流传，并且存在坐式和站式两种练习方式。

总之，八段锦究竟是何人何时创立，目前还没有定论。

八段锦的发展

八段锦在历史长河中有着极为丰富的发展轨迹。

回溯至宋代，南宋曾慥所著的《道枢·众妙篇》，已记载了八段锦的动作，只是当时还没有定名，文字也没有形成歌诀形式。而在南宋陈元靓所编纂的《事林广记·修真秘旨》里，八段锦被定名为“吕真人安乐法”，并且文字已转化为歌诀。此时，八段锦已初现坐式与立式的雏形，练习时在呼吸方法、时间选择以及方位朝向等方面，都有着特定的要求。

进入元代，著名的全真教道士丘处机在其撰《颐身集：内功图说》里记录了八段锦。由于当时道教盛行，坐式八段锦作为一种修炼功法备受推崇，最终得以定型，并被收录于道教重要典籍《修真十书》之中。

到了明清时期，立式八段锦迎来显著发展，传播范围也大幅拓展。在清末的《新出保身图说·八段锦》里，首次明确以“八段锦”作为名称，同时还配有图像，从而构建起较为完整的动作套路，其经典歌诀“两手托天理三焦，左右开弓似射雕；调理脾胃须单举，五劳七伤往后瞧；摇头摆尾去心火，背后七颠百病消；攒拳怒目增气力，两手攀足固肾腰”流传至今。这一时期，八段锦还衍生出众多流派，诸如八段锦立功、十二段锦、十六段锦等。

步入近现代，20 世纪 50 年代，人民体育出版社专门组织团队对传统八段锦进行深入挖掘与整理。20 世纪 70 至 80 年代，八段锦作为民族传统体育项目正式走进中国大专院校的课程体系。1982 年，八段锦年更是被纳入医学类大学“保健体育课”的教学内容。2003 年，国家体育总局对八段锦等健身法重新编排后，作为“健身气功”面向全国进行推广。

这一系列举措，让八段锦从传统的民间养生功法上升为国家层面推广的健身文化项目，呈现出蓬勃发展的态势。

如今，八段锦已经成为广受欢迎的运动项目。在公园、广场等地，随处可见民众在清晨或傍晚练习八段锦的场景，无论是追求健康的普通人，还是康复中的患者，都能从中受益。

更为重要的是，八段锦已成为弘扬中华传统文化的重要符号。它是中国传统智慧历经岁月沉淀的璀璨结晶，一招一式都蕴含着古人对人与自然和谐共生关系的深刻洞察。在新时代浪潮下，八段锦积极拥抱变化，不断融合新的内涵。在创新传承的道路上，八段锦稳步前行，为中华传统文化的传承与发展注入源源不断的动力。

八段锦的功法特点

八段锦作为我国传统养生功法中的璀璨明珠，蕴含着古人对身体养护、身心和谐的深刻理解，其功法特点更是别具一格，主要体现在以下方面。

动作舒展灵动

八段锦的动作呈现出舒展大方、开合有致的显著特征。就拿“两手托天理三焦”这一动作来说，练习者双手缓缓向上托起，似有擎天之势，周身随之延展拉伸。此时，脊柱如春笋拔节般逐节向上生长，手臂、肩膀以及背部肌肉都得以充分舒展。整个动作线条流畅自然，洋溢着优雅大气的韵味。

节奏舒缓平和

八段锦整套功法节奏平稳舒缓，动作推进的速度恰到好处，不存在突兀的发力或急速的动作转换。在练习时，一招一式皆以舒缓、匀速的节奏展开。以“调理脾胃须单举”为例，单手向上缓慢抬升，与此同时，另一手向下沉稳按压，整个过程平和而稳定，有效避免了因动作过快对身体造成的不必要的冲击。这种舒缓平和的节奏，有助于练习者更好地掌控身体、调整呼吸节奏，让身心在平稳有序的动作进程中逐渐放松下来，沉浸于宁静专注的状态。正因如此，八段锦适用于不同年龄层次以及各种身体状况的人群。

呼吸动作契合

八段锦极为注重呼吸与动作之间的紧密配合，多采用腹式呼吸法。吸气之际，腹部微微隆起，气息仿若涓涓细流，缓缓沉入丹田，为身体补充能量；呼气之时，腹部收缩，将体内的浊气缓缓排出体外。以“摇头摆尾去心火”为例，随着身体的扭转、头部的摆动，呼吸也会相应调整，动作向上抬升时吸气，向下回落时呼气，呼吸与动作契合无间。这种呼吸调节方式，能够有效促进气血在体内顺畅运行，增强心肺功能，更能巧妙地引导内气，进而达到身心合一的至高境界。

身心全面兼养

八段锦绝非仅仅局限于身体动作的锻炼，而是更侧重于对心理状态的调适与涵养。在练习过程中，要求练习者摒弃杂念，全身心专注于每一个动作以及每一次呼吸，将注意力高度集中在自身身体的细微感觉之上。这种身心高度投入的练习方式，有助于缓解现代人普遍存在的紧张焦虑情绪，提升专注力与意志力。长期坚持练习八段锦，不仅能够改善身体的柔韧性、增强力量以及提升平衡能力，还能够让练习者的心态越发平和、沉稳，真正实现身体与心理的双重滋养与提升，堪称典型的身心兼修的传统功法。

八段锦的养生保健功效

八段锦作为传统养生功法，历经千年传承，其养生保健功效显著，深受大众青睐。

提高身体柔韧性

八段锦的诸多动作涉及大幅度的伸展与扭转。例如“两手攀足固肾腰”，练习者须双腿伸直，俯身用双手触摸双脚，这一过程能够充分拉伸腿部后侧韧带、腰背肌肉等。长期坚持练习，可有效增强身体各关节的活动范围，提升肌肉的弹性与伸展性，使身体更加灵活，降低因肢体僵硬而导致意外受伤的风险。

促进血液循环

八段锦的动作配合呼吸，能够推动气血在全身运行。以“左右开弓似射雕”为例，在身体侧转、手臂拉伸的过程中，胸廓扩张与收缩，促使心脏更有力地泵血，加速血液循环。尤其是在练习时采用腹式呼吸，随着腹部的起伏，腹腔内的脏器得到按摩，有助于改善腹部血液循环，为各器官提供更充足的养分，维持其正常功能。

改善呼吸系统

练习过程中，八段锦强调呼吸的深度与节奏，多采用腹式呼吸法，这能够有效增强肺功能。在锻炼中通过深长的呼吸，肺部能够充分扩张与收缩，吸入更多氧气，排出更多二氧化碳。例如在“调理脾胃须单举”动作中，手臂上下运动，同时配合呼吸，可帮助锻炼呼吸肌，提升呼吸效率，对于预防和缓解一些呼吸系统疾病，如慢性支气管炎、肺气肿等具有一定辅助作用。

增强肌肉力量

像“攒拳怒目增气力”这一动作，要求练习者握紧拳头，用力出击，同时瞪眼怒目，此过程能有效锻炼上肢的肌肉力量，包括手臂的肱二头肌、肱三头肌，以及肩部的三角肌等。此外，八段锦整套功法的练习过程中，身体的支撑与动作的完成需要骨骼的参与，长期练习有助于增强骨骼密度，预防骨质疏松，尤其适合中老年人。

调节心理状态

练习八段锦时要求排除杂念，专注于每一个动作与呼吸。这种身心的高度专注能够帮助练习者缓解日常压力与焦虑情绪。当人们沉浸在八段锦的练习中，注意力从生活繁杂的事务中转移出来，只专注于身心的调养，内心会逐渐平静，专注力与意志力也能得到提升。这也有助于改善睡眠质量，增强心理韧性，使练习者能够以更积极的心态面对生活。

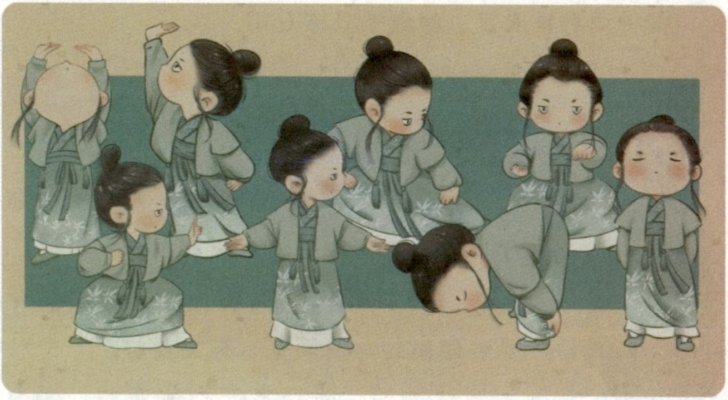

第二章　少林八段锦的动作要点

预备势

【动作流程及口诀】

两足分开平行站，横步要与肩同宽；
头正身直腰松腹，两膝微屈对足尖；
双臂松沉掌下按，手指伸直要自然；
凝神调息垂双目，静默呼吸守丹田。

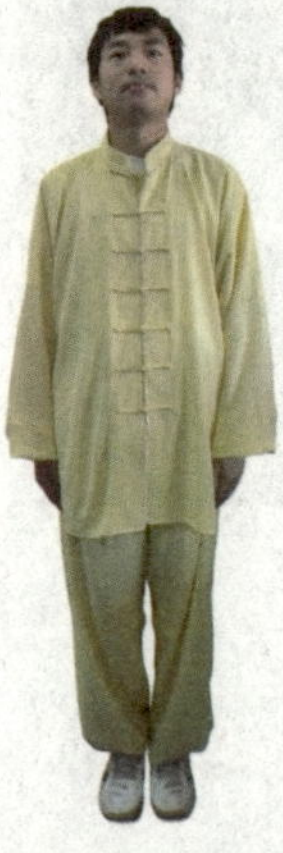

【分步详解】

动作一：两腿并步站立，双臂自然垂于体侧，身体中正，目视前方。

动作二：松腰沉髋，左腿向左侧开步，距离约与肩同宽，脚尖朝前。

动作三：两臂离开身体两侧，向内旋转，两掌分开向两侧摆起，约与髋部同高，掌心朝后。

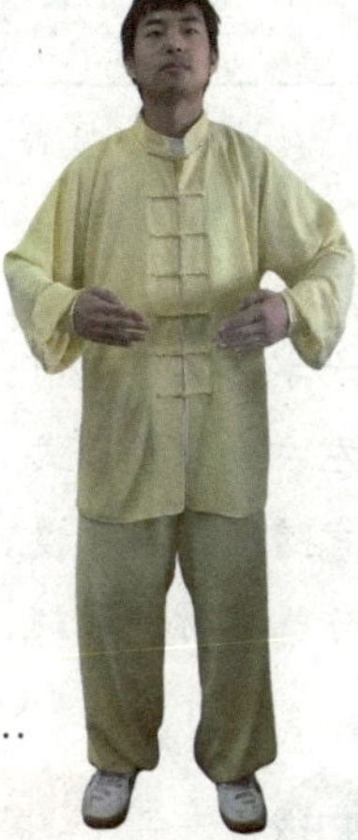

动作四： 两膝稍弯，不超过脚尖，同时两臂外旋，向前合抱在腹前呈圆弧形，与脐部同高，掌心向内，两掌指尖距约10厘米，目视前方。

动作要点： 头向上顶，下颌微收，舌抵上颚，嘴唇轻闭，沉肩坠肘，腋下虚掩，胸部宽舒，腹部松沉，收髋敛臀，上体中正。

易犯错误： 抱球时，大拇指上翘，其余四指朝向地面；塌腰，跪腿，八字脚。

正确做法： 注意沉肩坠肘，指尖相对，大拇指放平、收敛，命门穴放松，膝关节不超过脚尖，两脚平行站立。

第一式　双手托天理三焦

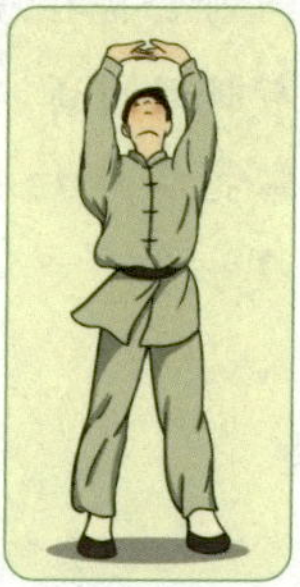

【动作流程及口诀】

十字交叉小腹前，翻掌向上意托天；
左右分掌拨云式，双手捧抱式还原；
式随气走要缓慢，一呼一吸一周旋；
呼气尽时停片刻，随气而成要自然。

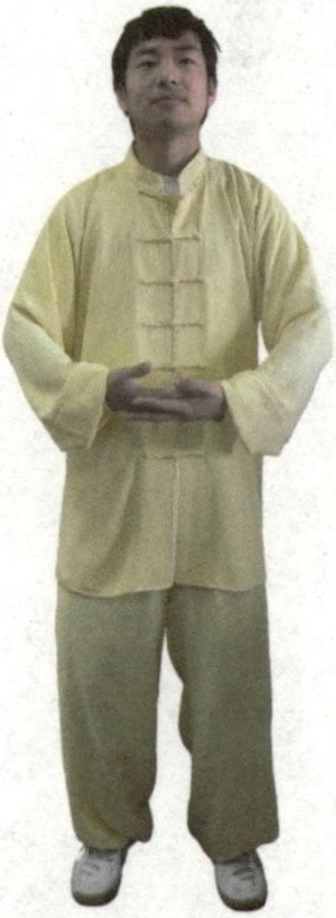

【分步详解】

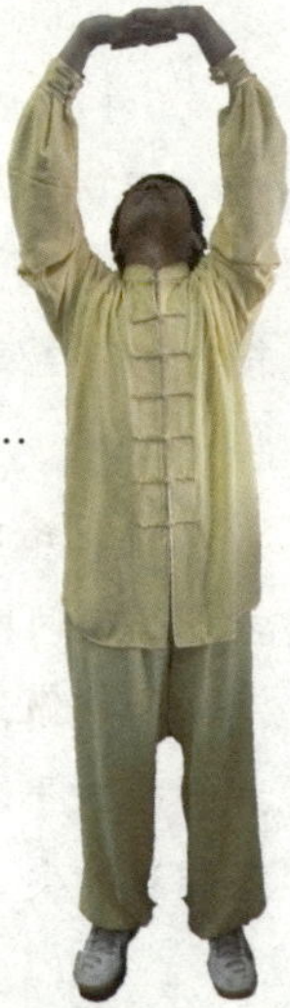

动作一：两臂外旋微微下落，两掌五指分开在腹前交叉，掌心向上，目视前方。

动作二：两腿慢慢伸直；同时，两掌上托至胸前，双手十指交叉；接着两臂内旋向上托起，掌心向上，抬头，目视两掌。

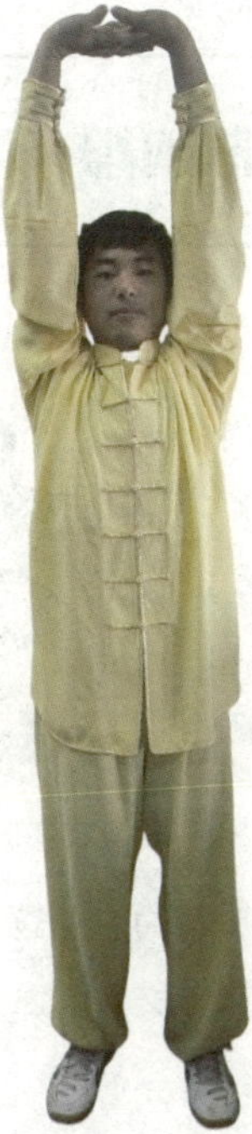

动作三： 两臂继续上托至肘关节伸直，同时，下颌内收，目视前方，动作略微停顿。

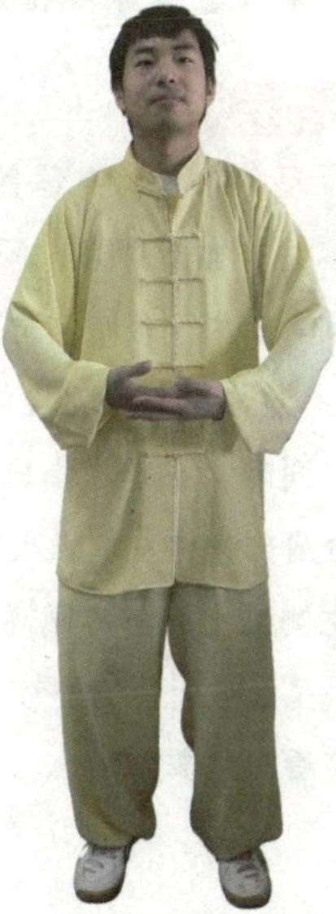

动作四： 十指分开，两臂慢慢向身体两侧下落，身体重心缓缓下降；两腿膝关节微屈，同时，两掌捧在腹前，掌心向上，目视前方。

第二式　左右开弓似射雕

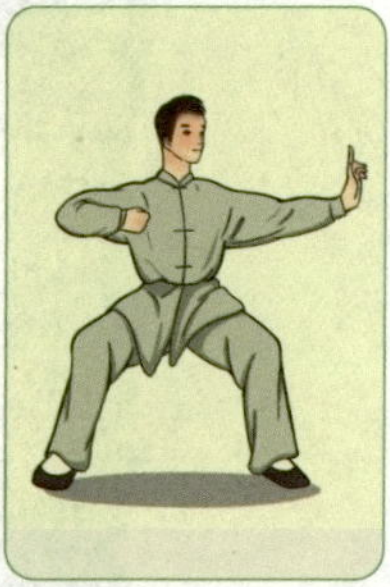

【动作流程及口诀】

马步下蹲要稳健，双手交叉左胸前；
左推右拉似射箭，左手食指指朝天；
势随腰转换右式，双手交叉右胸前；
右推左拉眼观指，双手收回式还原。

【分步详解】

动作一：将身体重心移至右侧；左脚再向左侧迈步站立，两膝关节自然伸直；同时，两掌向上在胸前交叉，左掌在外，两掌心向内；眼睛看向前方。

动作二：两腿慢慢屈膝半蹲成马步，同时，右掌屈指成“爪”状，向右拉至肩部旁；左掌成八字掌，左臂内旋，向左侧推出，与肩同高，坐腕，掌心向左，呈拉弓射箭的姿势；动作稍作停顿；眼睛看向左掌方向。

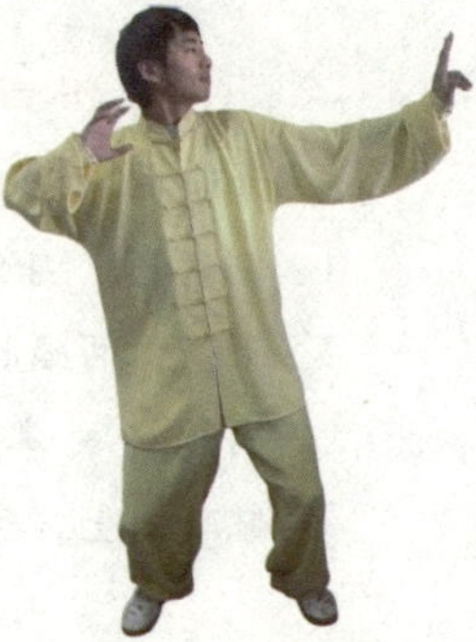

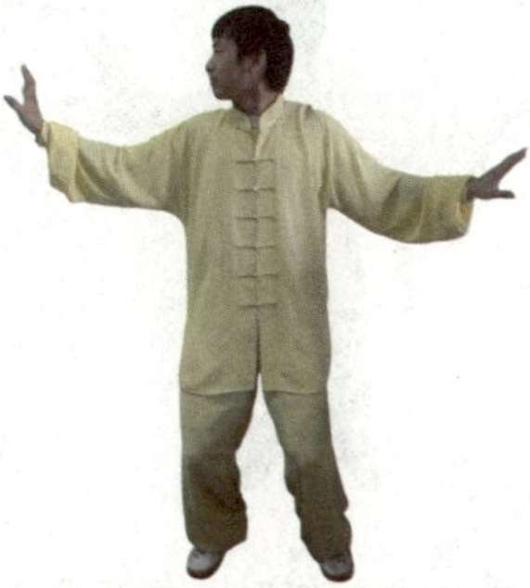

动作三：将身体重心移至右侧；与此同时，右手五指伸展开向上、向右划弧，与肩同高，掌心斜向前；左手手指也伸展开成掌，掌心斜向后；眼睛看向右掌。

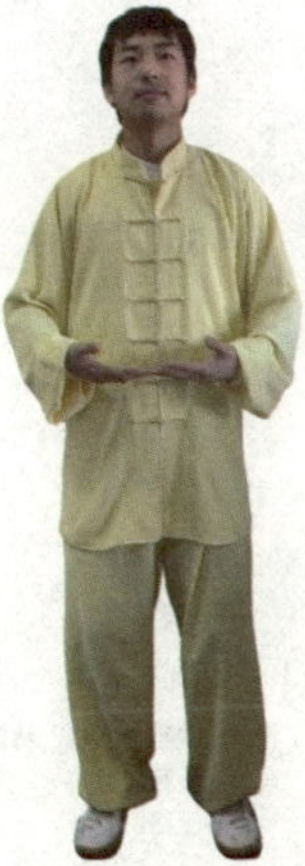

动作四：动作连贯不停顿，重心继续往右侧移动；左脚回收并步站立；同时，两掌分别从身体两侧下落，捧在腹前，指尖相对，掌心向上；眼睛看向前方。

动作五至动作八：与动作一至动作四相同，仅左右方向相反。本式动作左右各做一次为一遍，共做三遍。（图示见下页）

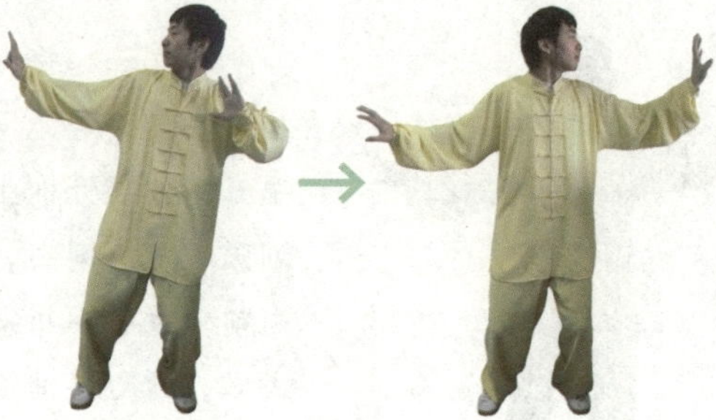

动作九： 在做第三遍的最后一个动作时，将身体重心继续向左移动，右脚回收成开步站立，两脚间距与肩同宽，两膝关节微微弯曲，两掌分别从身体两侧下落，捧在腹前，指尖相对，掌心向上，眼睛看向前方。

第二式　左右开弓似射雕

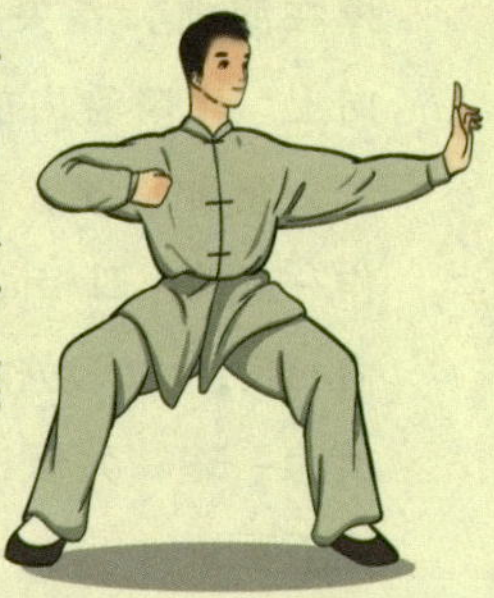

动作要领

双肩展开，胸腔打开
左手五指微曲呈虎爪状
右手做八字手势，缓慢拉开
扎马步
反方向来一次
共做 3 次

益处

锻炼胸肌、肩颈、背部肌肉
增强心肺功能
缓解便秘、腹胀

第三式　调理脾胃须单举

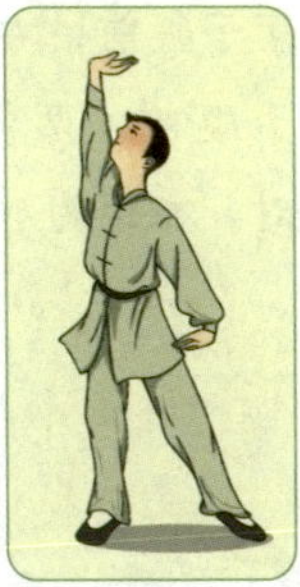

【动作流程及口诀】

双手重叠掌朝天，右上左下臂捧圆；
右掌旋臂托天去，左掌翻转至脾关；
双掌均沿胃经走，换臂托按一循环；
呼尽吸足勿用力，收式双掌回丹田。

【分步详解】

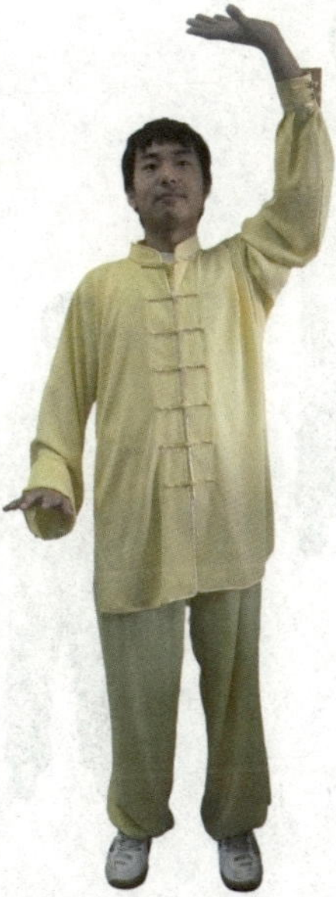

动作一： 两腿慢慢挺膝伸直；左臂经面前外旋上举至头左上方，肘关节微屈，左掌上托，掌心向上，掌指向右；右掌内旋下按至右髋旁，肘关节微屈，掌心向下，掌指向前；目视前方，动作略微停顿，上撑下按，力达掌根。

动作二： 松腰沉髋，两腿膝关节微屈，身体重心缓缓下降；同时，左臂屈肘外旋，左掌经面前下落于腹前；右臂外旋，右掌向上捧于腹前，两掌掌心向上，指尖相对，相距约 10 厘米，目视前方。

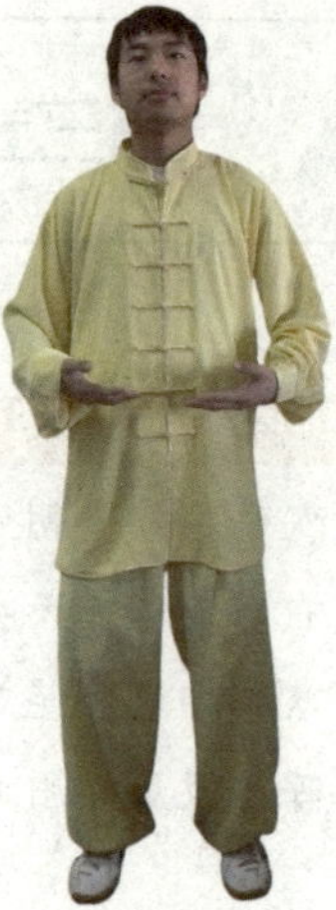

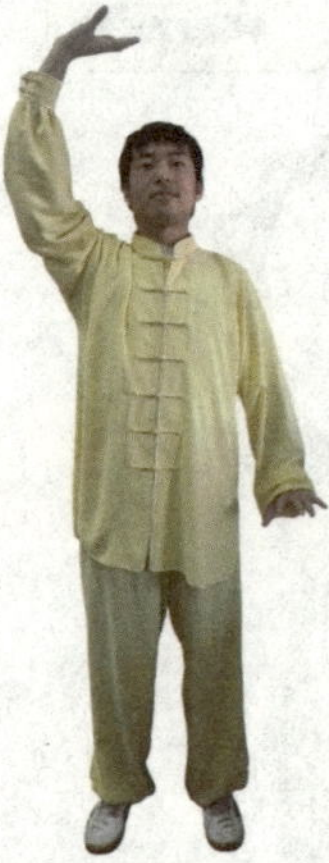

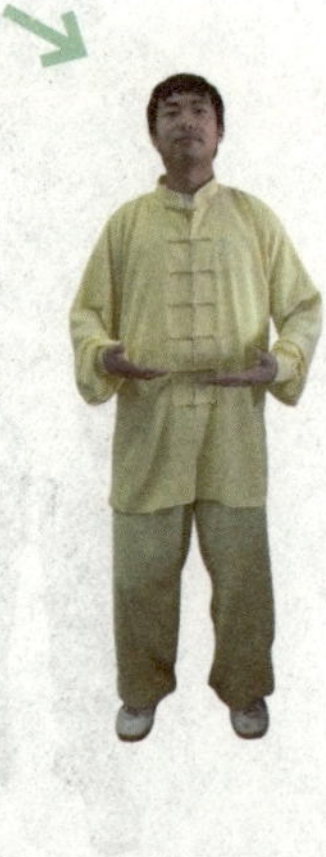

动作三至动作四： 与动作一、二相同，仅左右方向相反。本式动作左右各做一次为一遍，共做三遍。

动作五： 第三遍的最后一个动作，两腿膝关节微微弯曲，两臂屈肘，两掌下按于髋旁，掌心朝下，掌指向前，目视前方。

第四式　五劳七伤往后瞧

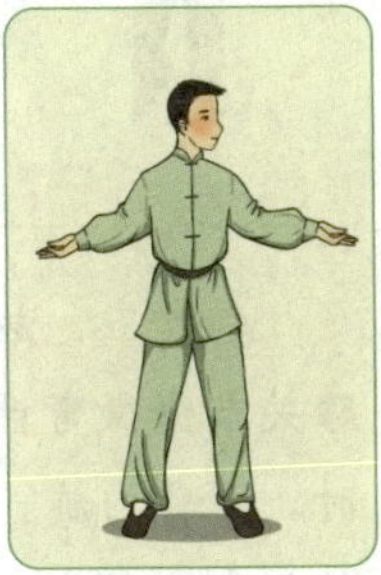

【动作流程及口诀】

双掌捧抱似托盘，翻掌封按臂内旋；
头应随手向左转，引气向下至涌泉；
呼气尽时平松静，双臂收回掌朝天；
继续运转成右式，收式提气回丹田。

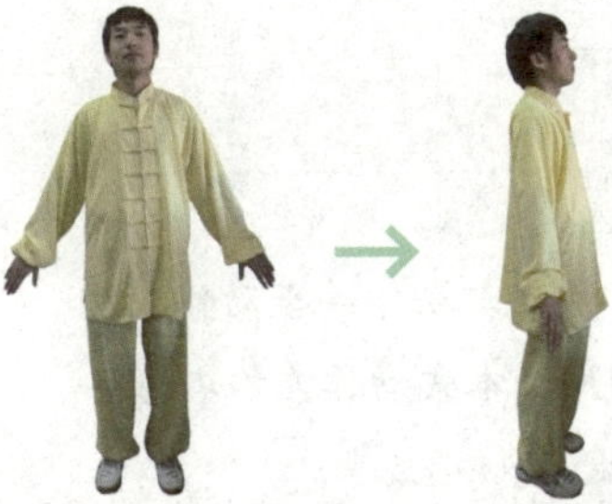

【分步详解】

动作一：两腿缓缓伸直，沉肩坠肘，保持身体正直，与此同时，两臂伸直，与身体中轴线夹角约为60度，掌心向后，指尖向下，眼睛看向前方。

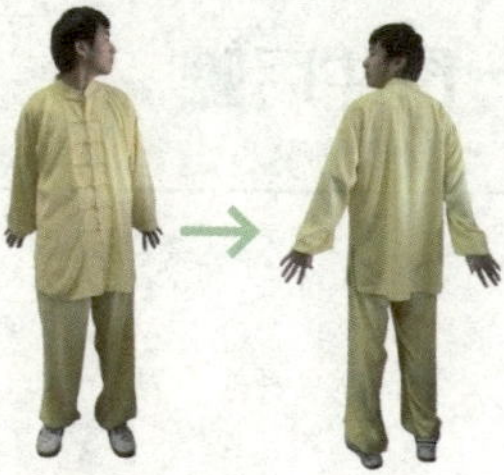

动作二：两臂外旋向后展开，掌心向外，头向左后转，眼睛看向左斜后方，肩胛骨从两侧向中间用力，动作稍作停顿。过程中头向上顶，肩向下沉。

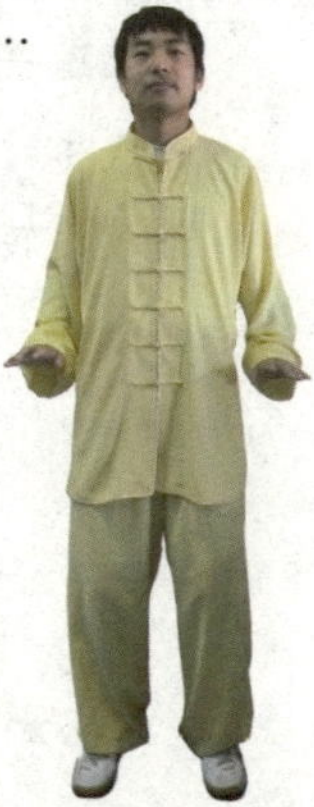

动作三：放松腰部，下沉髋部，两腿膝关节微微弯曲，身体重心缓缓下降。同时，两臂内旋，肩胛骨恢复原状，按压在髋部旁，距离身体约一掌，掌心向下，指尖向前，眼睛看向前方。

动作四至动作六：与动作一至动作三相同，仅左右方向相反。本式动作左右各做一次为一遍，共做三遍。

动作七：做第三遍的最后一个动作时，两腿膝关节微微弯曲；同时，两掌捧在腹前，指尖相对，掌心向上，眼睛看向前方。

第五式　摇头摆尾去心火

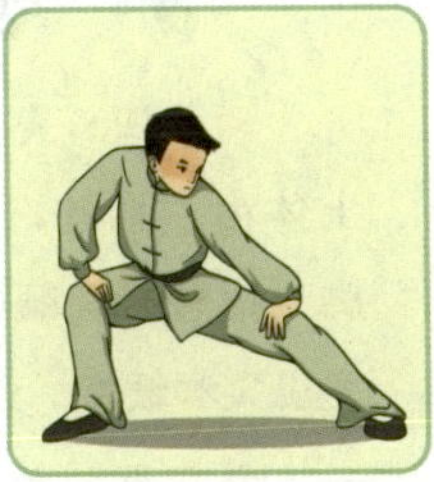

【动作流程及口诀】

马步扑步可自选，双掌扶于膝上边；
头随呼气宜向左，双目却看右足尖；
吸气还原接右式，摇头斜看左足尖；
如此往返随气练，气不可浮意要专。

【分步详解】

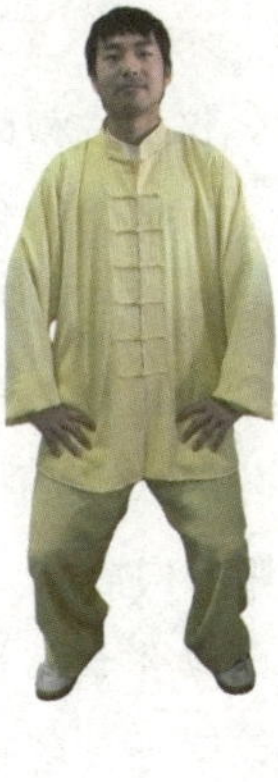

动作一：将身体重心移至左侧，右脚向右迈步站立，两腿自然伸直；同时，两掌上托，先举至与胸同高，然后双臂内旋，两掌继续上托至头上方，肘关节微屈，掌心向上，指尖相对，眼睛看向前方。

动作二：两腿慢慢屈膝半蹲成马步；同时，两臂向两侧下落，两掌扶在大腿根部；肘关节微屈，小拇指一侧向前，眼睛看向前方。

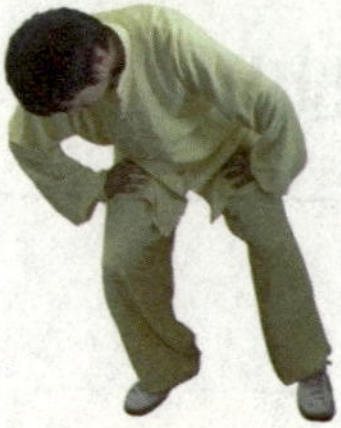

动作三：身体重心稍稍向上，然后移至右侧，上体先向右倾斜，再向右俯身，眼睛看向右脚。

动作四：身体重心继续向左移动，同时，上体由右向前、向左旋转，眼睛看向右脚。摇转时，颈部与尾闾对拉伸长，速度应柔和缓慢，动作圆活连贯。

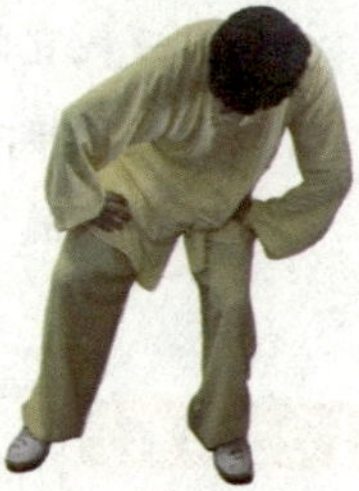

动作五：身体重心移至右侧，呈马步姿势，同时，头向后摇；上体直立起来，下颌微微内收，眼睛看向前方。

动作六至动作八：与动作三至五相同，仅左右相反。

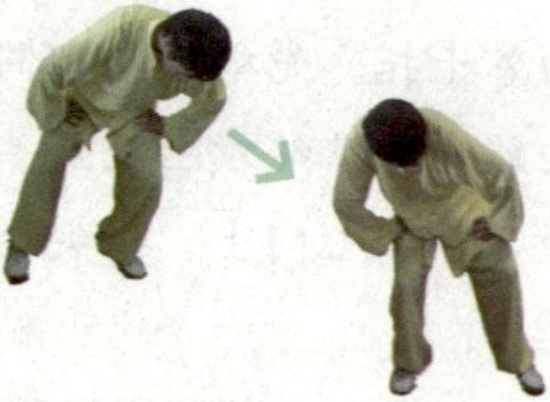

动作九：做完三遍后，将身体重心移至左侧，右腿回收成开步站立，与肩同宽；同时，两掌向外经身体两侧上举，掌心相对，眼睛看向前方。

动作十：松腰沉髋，身体重心缓缓下降，两腿膝关节微屈；同时，屈肘，两掌经面前下按至腹前，掌心向下，指尖相对，眼睛看向前方。

第六式　两手攀足固肾腰

【动作流程及口诀】

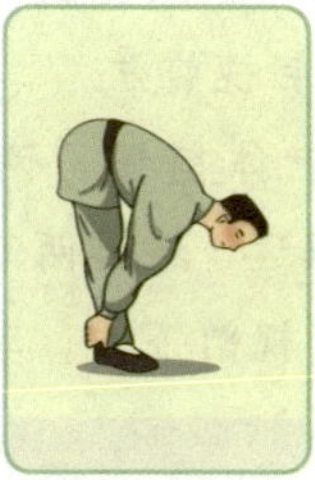

两足横开一步宽，
两手平扶小腹前；
平分左右向后转，
吸气藏腰撑腰间；
式随气走定深浅，
呼气弯腰盘足圆；
手势引导勿用力，
松腰收腹守涌泉。

【分步详解】

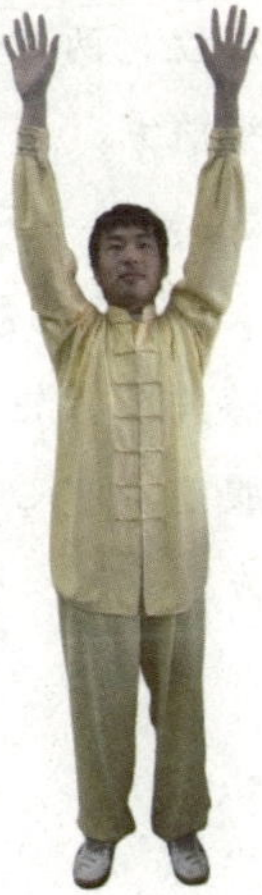

动作一：两腿慢慢挺膝伸直站立，同时，两掌指尖向前，两臂向前、向上举起，肘关节伸直，掌心向前，目视前方。

动作二：转动手掌使掌心相对，屈肘；两掌下按至胸前，掌心向下，指尖相对，目视前方。

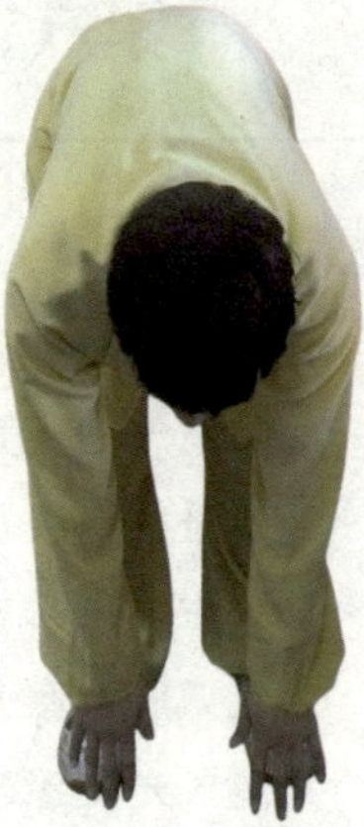

动作三：两臂外旋，掌心向上；双手指顺着腋下向后插，食指在前，四指在后，掌心向内沿脊柱两侧向下摩运至臀部，目视前方。

动作四：上体前俯，两掌继续沿腿后向下摩运，经脚两侧置于脚面；抬头，目视前下方，动作略停顿。

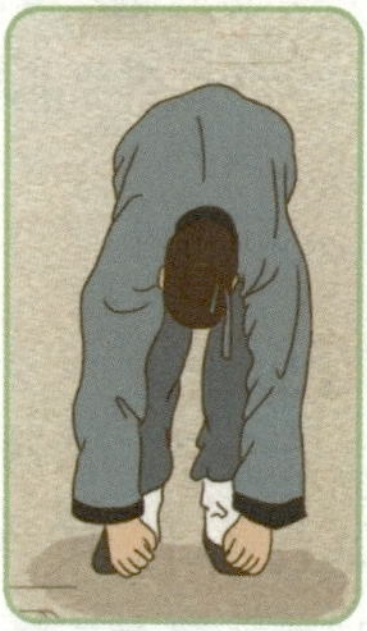

动作五：双掌沿地面前伸，用手臂带动上身起立；两臂伸直上举，掌心向前，目视前方。

动作六：本式一下一上为一遍，做完六遍后，松腰沉髋，重心缓缓下降，两腿膝关节微屈；同时，两掌向前下按至腹前，掌心向下，指尖向前；目视前方。

第七式　攒拳怒目增气力

【动作流程及口诀】

马步下蹲眼睁圆，双拳束抱在腰侧；
拳引内气随腰转，前打后拉两臂旋；
吸气收回呼气放，左右轮换眼看拳；
两拳收回腰侧抱，收脚按掌式还原。

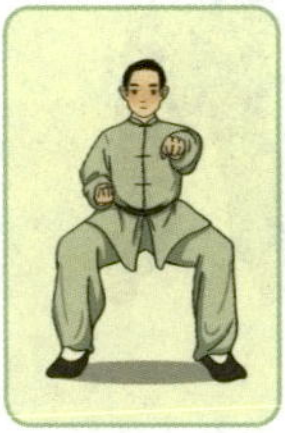

【分步详解】

动作一：身体重心移至右侧，左腿向左迈步，两腿慢慢屈膝半蹲成马步；同时，两拳握固，抱于腰侧，拳眼朝上，目视前方。马步的高低可根据自身腿部力量灵活掌握。

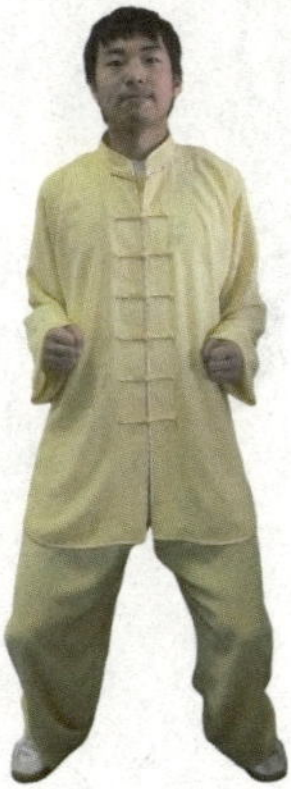

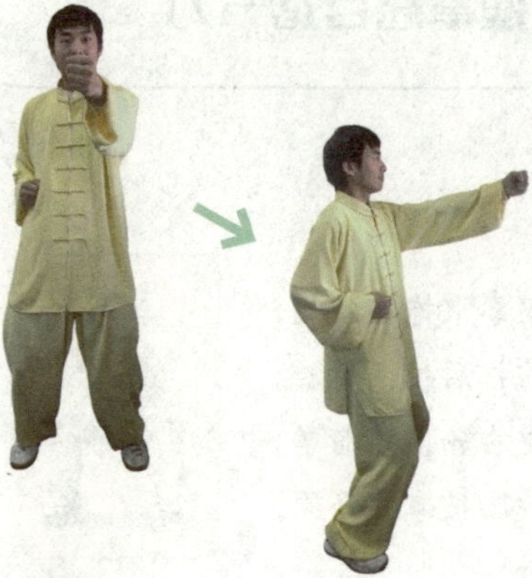

动作二： 左拳缓慢用力向前冲出，与肩同高，拳眼朝上，注视左拳冲出的方向。冲拳时怒目瞪眼，力达拳面。

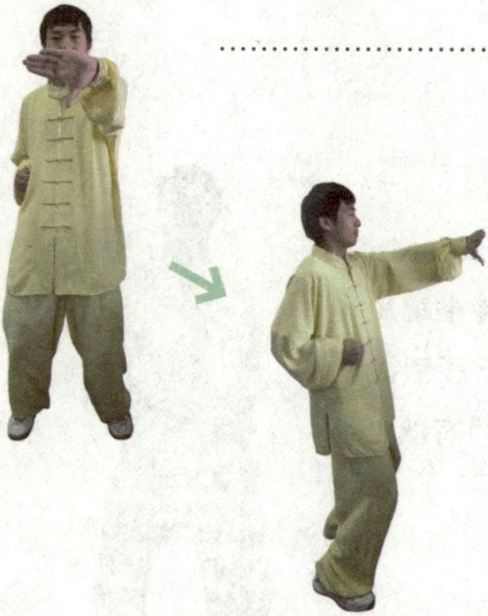

动作三： 左臂内旋，左拳变掌，虎口朝下，目视左拳。

动作四： 左臂外旋，肘关节微屈；同时，左掌向左缠绕，变掌心向上后握固；目视左拳。

动作五：屈肘，回收左拳于腰侧，拳眼朝上；目视前方。拳回收时，先五指伸直充分旋腕，再屈指用力抓握。

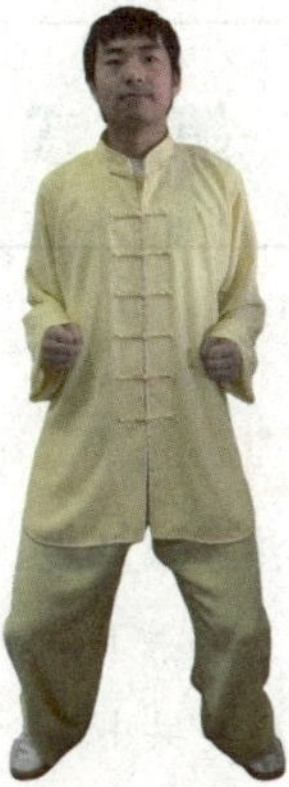

动作六至动作九：同动作二至动作五，仅左右相反。本式一左一右为一遍，共做三遍。

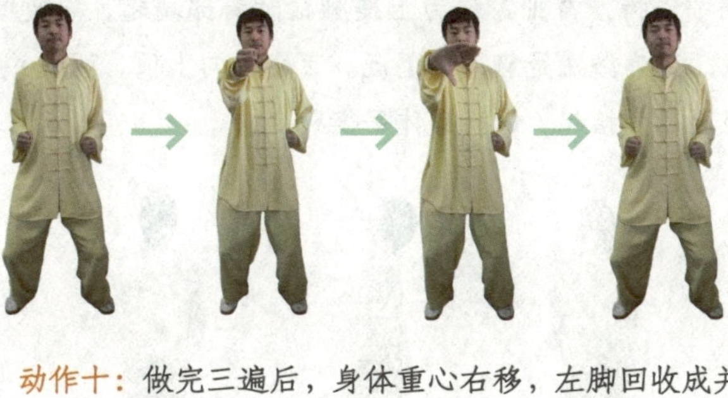

动作十：做完三遍后，身体重心右移，左脚回收成并步站立，同时，两拳变掌，自然垂于体侧，目视前方。

第八式　背后七颠百病消

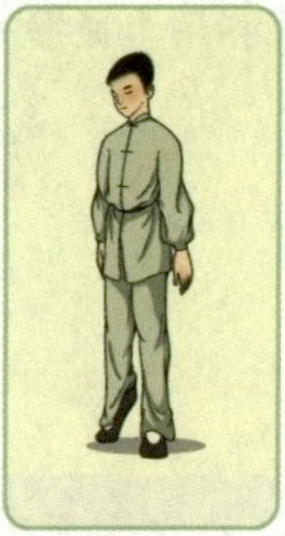

【动作流程及口诀】

两腿并立撇足尖，足尖用力足跟悬；
呼气上顶手下按，落足呼气一周天；
如此反复共七遍，全身气走回丹田；
全身放松做颠抖，自然呼吸态怡然。

【分步详解】

动作一：两脚跟提起，头部向上顶，目视前方，动作在空中保持。常见错误为上提脚跟时肩部端起，导致重心不稳。正确做法是肩部向下沉，百会穴向上顶，两腿并拢，脚跟要尽力抬起，保持身体平衡稳定。

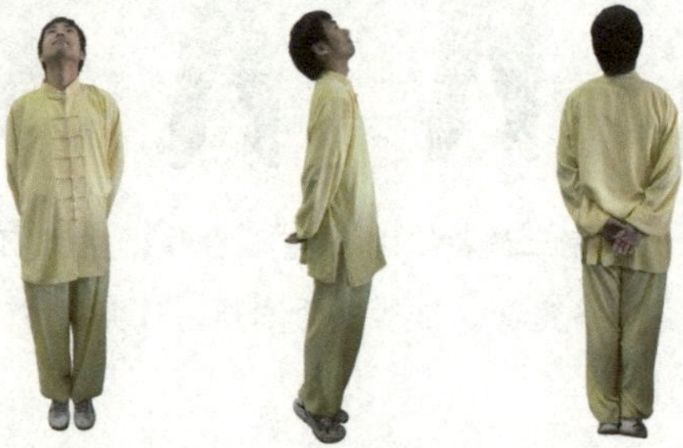

动作二： 两脚跟下落，上下齿轻轻咬合，双膝放松，自然微微弯曲，轻震地面，目视前方。注意沉肩舒臂，保持周身放松，避免对头部造成不适感。本式一起一落为一遍，需要共做七遍。

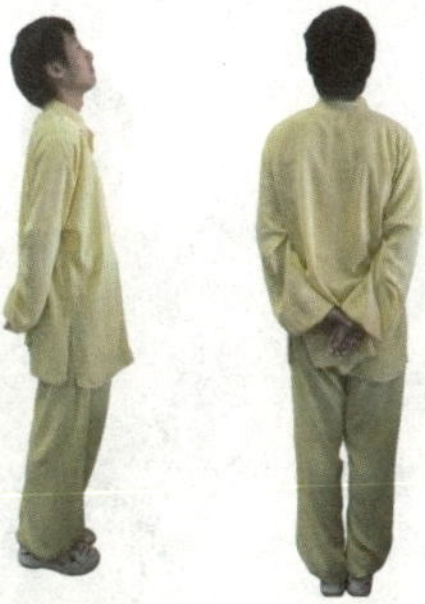

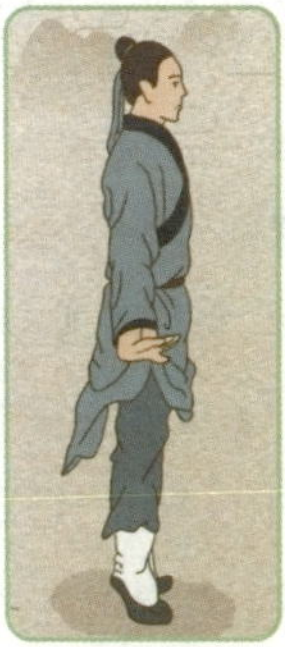

第八式

背后七颠百病消

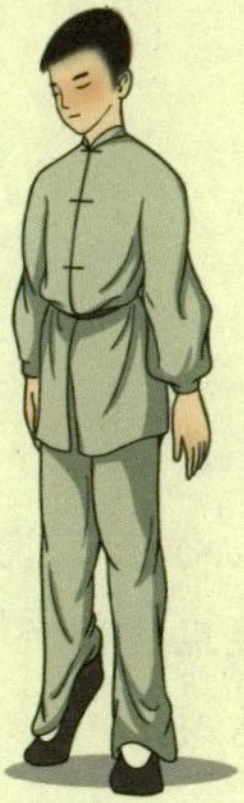

动作要领

踮脚，头往上顶
稍停，目视前方
两脚后跟下落，轻震地面
一起一落为一次
共做七次
最后两掌合于腹前
呼吸均匀，周身放松

益处

拉伸脊柱
按摩五脏六腑，刺激督脉

收势

【分步详解】

动作一：两臂内旋，向两侧摆起，高度与髋部相当，掌心朝向后侧。

动作二：弯曲肘部，两掌相叠放于丹田处（男性左手在内，女性右手在内），心平气和，气沉丹田；周身放松，呼吸自然，目视前方。

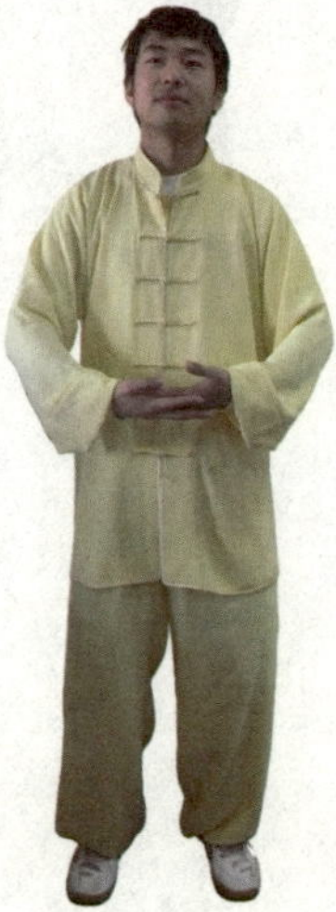

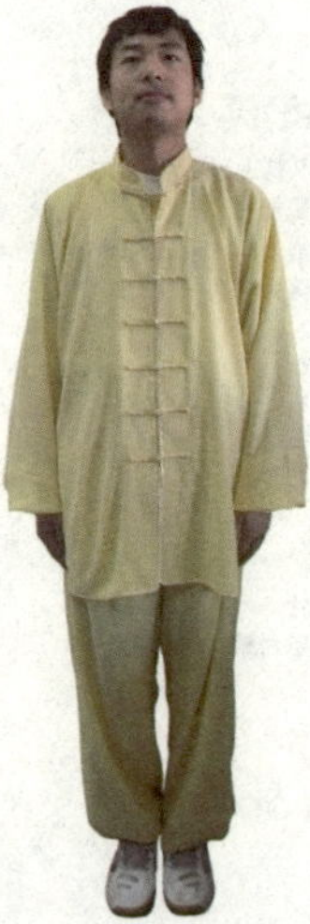

动作三：两臂自然下落，两掌轻贴在腿外侧，目视前方，收势结束。

第三章 太极拳

太极拳的起源

太极拳起源于明末清初，迄今已有三百多年的历史。

太极拳运动在创立早期，曾以“长拳”“绵拳”“十三势”“软手”等不同称谓在民间流传，这些名称反映出太极拳兼具刚柔并济、连绵圆活的特点。

武术家王宗岳的出现，是太极拳发展历程中的重要转折点。王宗岳以其深厚的武术造诣和哲学思考，著就《太极拳论》。这部太极拳经典著作，为太极拳正式确定了名称，也赋予了它更为深刻的文化内涵和理论体系。追根溯源，“太极”一词源自古老的《周易·系辞》，饱含着中华传统文化的深邃智慧。

太极拳并非凭空而生，它博采众长，综合性地继承和发展了明代在民间和军队中流行的各家拳法。同时，巧妙结合古代的导引术和吐纳术，注重身体的呼吸调节与动作协调。不仅如此，太极拳还汲取了古典唯物哲学的阴阳学说和中医基本理论的经络学说，成为一种内外兼修、形神兼备的独特拳种。

太极拳的流派

传统太极拳门派众多，常见的太极拳流派有陈氏、杨氏、武氏、吴氏、孙氏等派别。各流派之间既相互传承，又彼此借鉴，形成各自的特点，整体上呈现百花齐放的状态。

陈氏太极拳

陈氏太极拳由陈王廷所创，在发展过程中形成了老架与新架之分。老架包含一路和二路。一路拳套如今留存83式，整套拳法刚柔并济，演练时动作与呼吸运气节奏紧密配合，展现出独特的韵律。二路拳套原本名为炮捶，现有71式，整体节奏明快、风格刚猛，其中“蹿蹦跳跃，闪展腾挪”这类极具动感的动作较多。而新架套路相比老架，架式规模较小，同时去除了部分难度较高的动作，使得拳法更具普适性。

杨氏太极拳

杨氏太极拳由杨露禅及其子孙在陈氏太极拳的基础上创编发展而来。它舒展简约、和顺轻盈、灵活多变、刚柔并济，发力轻重自然流畅，如同行云流水般连绵不断。锻炼时，练习者先从放松进入柔韧状态，逐渐积累柔力并转化为刚劲，最终实现刚柔相济的境界。杨氏太极拳有高、中、低架的区分，适用人群广泛。

吴氏太极拳

吴氏太极拳由满族人吴全佑及其子吴鉴泉发展而

成。其拳式衔接紧密，连绵不绝，不做纵跳动作，以精妙的柔化技巧在太极拳流派中独树一帜。吴氏太极拳拳式规整、招式圆润，舒展松弛又不失自然，架式呈现出小巧玲珑的特点。在推手时，练习者姿态端正、技法严密，动作细腻入微，展现出其拳法的精妙之处。

武氏太极拳

武氏太极拳由清末河北永年人武禹襄所创。其身法严谨规范，姿势紧凑，动作舒缓平和，步法要求严格，虚实界限清晰。胸部、腹部在进退旋转过程中始终保持中正位置，凭借动作的虚实转换以及“内气潜转”来主导外形动作，形成了武氏太极拳的独特韵味。

孙氏太极拳

孙氏太极拳由孙禄堂融合八卦、形意、太极三家拳术的精髓而创立。其特点是进退相随，动作舒展圆活，反应灵敏，在转变方向时多采用开合动作进行衔接，因而也被称作“开合活步太极拳”。

为了便于在广大群众中推广太极拳，中华人民共和国成立后，国家体委（现为国家体育总局）在杨氏太极拳的基础上，删繁去简重新创编，推行了简化的二十四式太极拳。本书接下来介绍的太极拳正是该版本。

太极拳的养生保健功效

2020年12月，联合国教科文组织正式将太极拳列入人类非物质文化遗产名录，太极拳的成功申遗很大程度上体现了国际社会对其养生保健功效的重视与肯定。太极拳独特的养生保健功效，主要体现在以下几个方面。

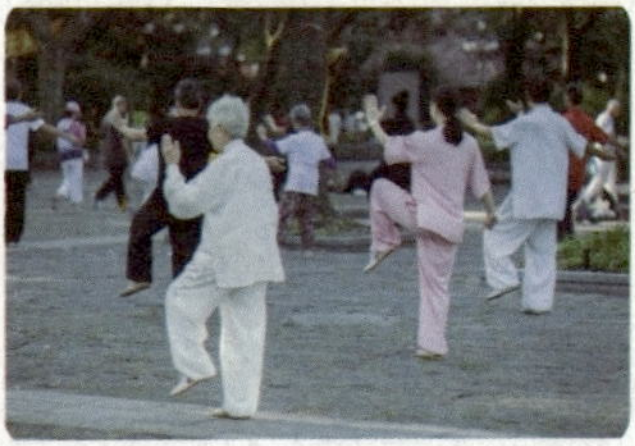

对身体机能的调节

改善心血管系统。太极拳运动着重于缓慢且均匀的动作，同时搭配深呼吸。在此过程中，练习者心肌收缩能力得以强化，心脏每次搏动所输出的血量增多，心脏工作效率显著提升。长期坚持练习，可使血管弹性增强，有效降低外周血管阻力，进而让血压维持稳定，大大降低了心血管疾病的发生概率。

提升消化系统功能：练习太极拳时，身体的各类动作会对腹部脏器产生按摩作用，有效推动胃肠蠕动，促进消化液分泌，助力食物消化与吸收，对消化不良、胃肠功能紊乱等问题有改善作用。此外，还能强化肝脏、胰腺等消化器官的功能，维持身体正常代谢水平。

强化骨骼肌肉系统：太极拳动作多为全身性活动，涉及身体各部位的关节与肌肉。长期练习可使身体肌肉纤维变粗，肌肉力量增强，关节周围的韧带和肌肉更为稳固，提升关节的灵活性与稳定性，对预防骨质疏松以及关节炎、颈椎病、腰椎病等关节疾病大有益处。

对神经系统的调节

缓解精神压力：在练习太极拳的过程中，练习者需全神贯注、摒弃杂念，将意识与动作紧密相连。这种身心融合的状态能够转移大脑皮质的兴奋点，让紧绷的神经得以放松，帮助练习者缓解日常工作与生活中的精神压力，减轻焦虑、抑郁等不良情绪。

改善睡眠质量：通过练习太极拳，身体的神经系统得到调节，身体紧张状态得以缓解，大脑在睡眠前就更易进入放松状态，有助于提升睡眠质量，缓解失眠等睡眠障碍问题。

对气血运行与经络的调节

促进气血运行：太极拳以掤、捋、挤、按、采、挒、肘、靠、进、退、顾、盼、定等为基础技法，动作圆润连贯，如同行云流水般顺畅，能够促使身体内的气血运行更加畅通。中医理论中提到“通则不痛，痛则不通”，气血通畅有利于减少身体疼痛与不适。

疏通经络：人体经络是气血运行的通道，太极拳的动作与中医经络学说紧密相关。练习时，通过身体的屈伸、旋转等动作，刺激并按摩经络上的穴位，起到疏通经络、调和气血的作用，使人体经络系统更为通畅，能够提高人体免疫力与抗病能力。

第四章 二十四式太极拳动作要点

第一式 起势

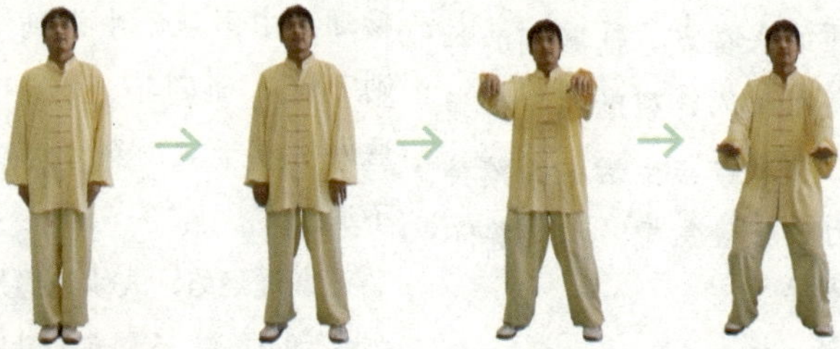

【动作方法】

（1）身体自然直立，两脚并拢，两臂自然下垂，两手放在大腿外侧，手指略屈，头颈正直，目视前方。

（2）左脚向左分开半步，两脚间距离与肩同宽，呈开立步，两脚平行。

（3）两臂慢慢向前平举，两手与肩同高，手心向下，指尖向前，肘关节向下略屈。

（4）上体保持正直，两腿屈膝下蹲，身体重心均衡地落在两腿之间，同时两掌轻轻下按，两肘下垂与两膝相对，目视前方。

第二式　左右野马分鬃

【动作方法】

左野马分鬃的动作方法如下：

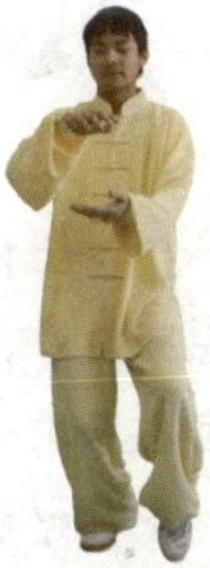

（1）身体略向右转，重心移到右腿。同时右手收于胸前平屈，手心向下；左手经体前向右下方划弧，置于右手下方，手心向上，两手心相对呈抱球状。左脚随之收到右腿内侧，脚尖点地，目视右手。

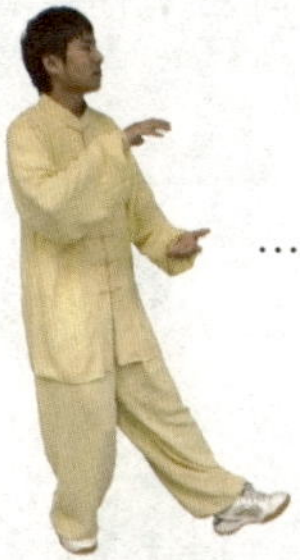

（2）上体左转，左脚向左前方迈出，脚跟轻轻点地。

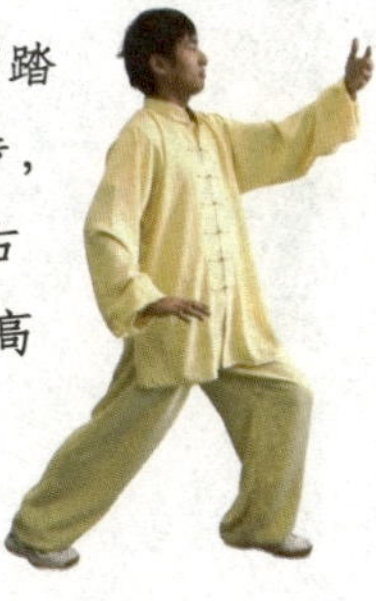

（3）重心前移，左脚踏实，左腿屈膝前弓成左弓步，右脚跟向外碾动。同时左右手分别慢慢向左上方、右下方分开，左手高与眼平，肘略屈，右手落在右胯旁，手心向下，指尖向前，目视左手。

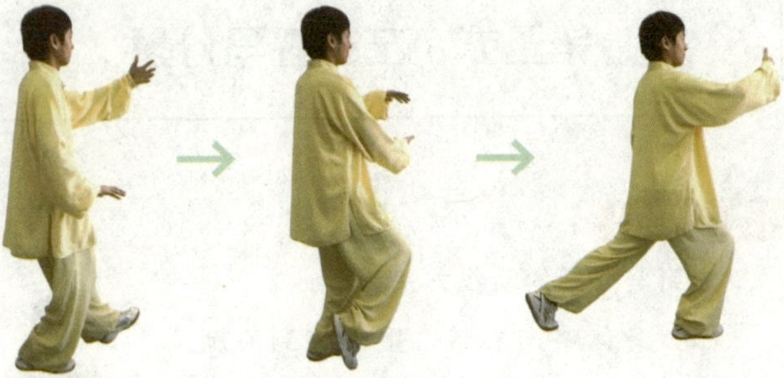

（4）上体后坐，重心移到右腿，左脚尖翘起外撇。随后左腿前弓，身体左转，重心再移到左腿。同时左手下翻，平屈在胸前，右手向左上方划弧放在左手下，两手呈抱球状。上体略右转，右脚收到左脚内侧点地，目视左手。右脚前迈，左脚跟后蹬成右弓步，左右手分别向左下方、右上方分开，右手高与眼平，肘略屈。

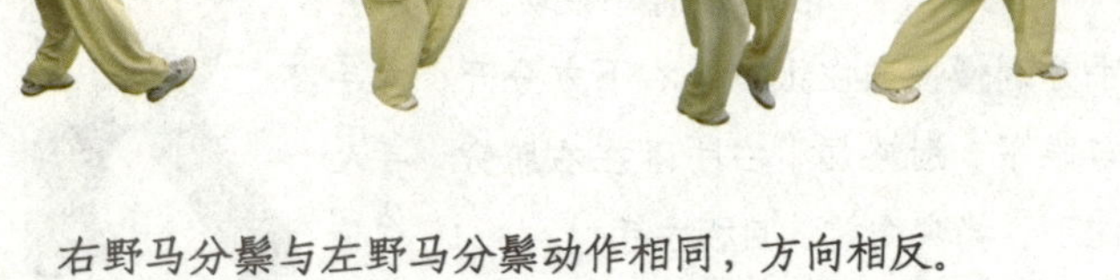

右野马分鬃与左野马分鬃动作相同，方向相反。

第三式　白鹤亮翅

【动作方法】

（1）上体略向左转，左手翻掌向下，左臂在胸前平屈，右手向上划弧，目视左手。

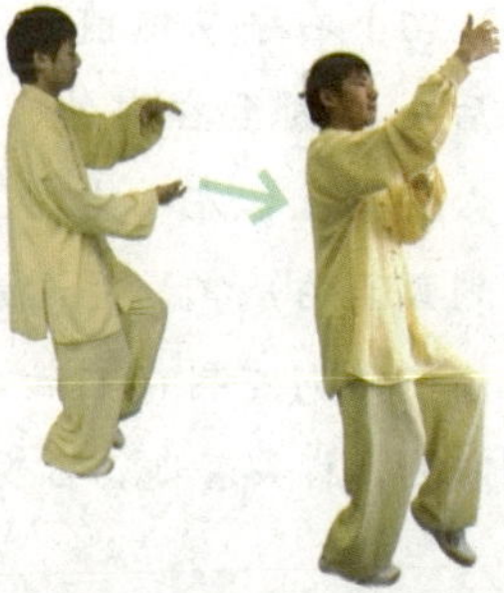

（2）右脚跟进半步，身体重心后移，右脚踏实，上体后坐的同时略向右转，两手交错分开，右手上举，左手下落，目视右手。

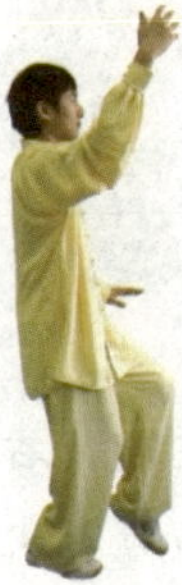

（3）左脚提起，略微向前点，成左虚步，右手放在右边额头前，掌心向左，左手翻掌向下按在左胯旁，距离左胯约一掌宽，目视前方。

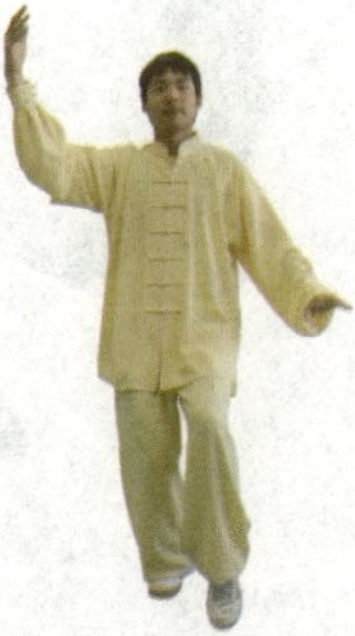

第四式　左右搂膝拗步

【动作方法】

（1）右手从体前下落，经右下方向后上方划至右肩外，手与头同高，手心斜向上；左手由左下方向上、向右划弧至右胸前，手心斜向下。同时上体先略向左再向右转，左脚收至右脚内侧，脚尖着地，目视左手。

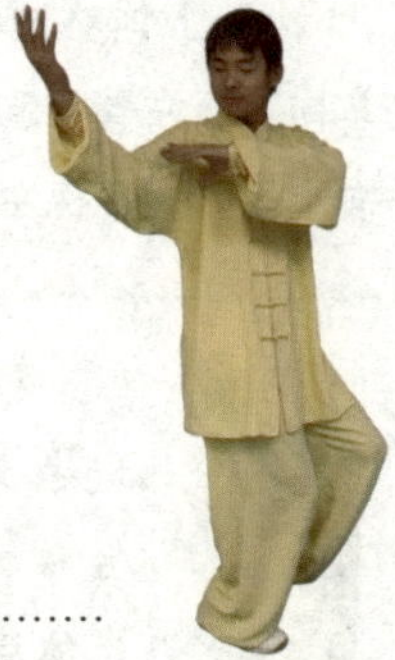

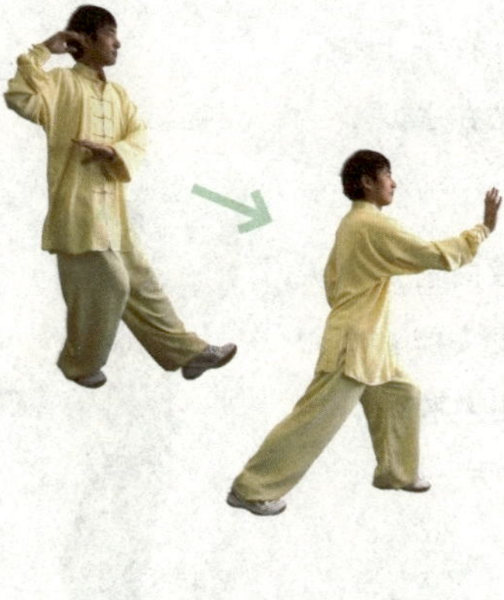

（2）上体左转，右手向前推出，高与鼻尖平；左手向下由左膝前搂过落在左胯旁，指尖向前，目视右掌。

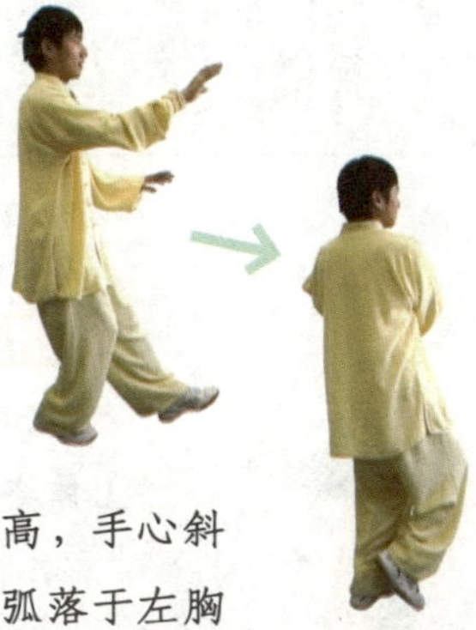

（3）右腿慢慢屈膝，上体后坐，身体重心移至右腿。左脚尖翘起略向外撇；随后脚掌慢慢踏实，右脚前弓，身体左转，身体重心移至左腿，右脚收至左脚内侧，脚尖着地。左手向外翻掌，由左后向上划弧至左肩外侧，肘略屈，手与耳高，手心斜向上；右手随转体向上、向下划弧落于左胸前，手心斜向下，目视左手。

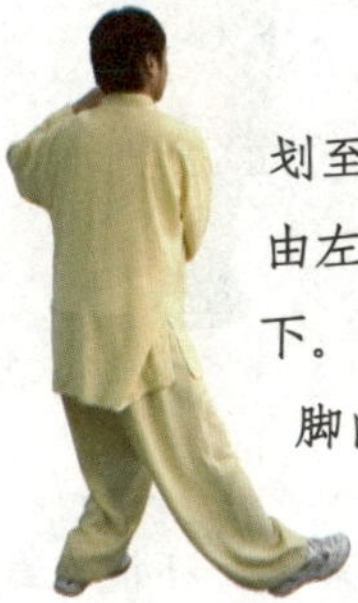

（4）左手从体前下落，经左下方向后上方划至左肩外，手与头同高，手心斜向上；右手由左下方向上、向左划弧至左胸前，手心斜向下。同时上体先略向右再向左转，右脚收至左脚内侧，脚尖着地，目视右手。

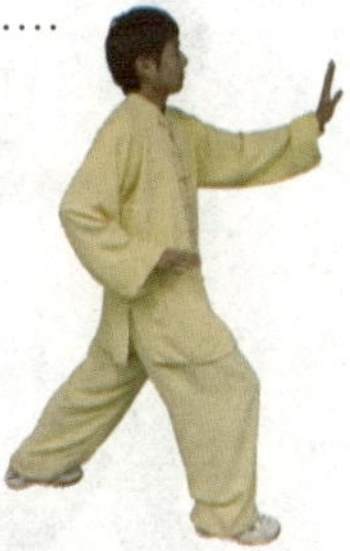

（5）上体右转，左手向前推出，高与鼻尖平；右手向下由右膝前搂过落在右胯旁，指尖向前，目视左掌。

第五式 手挥琵琶

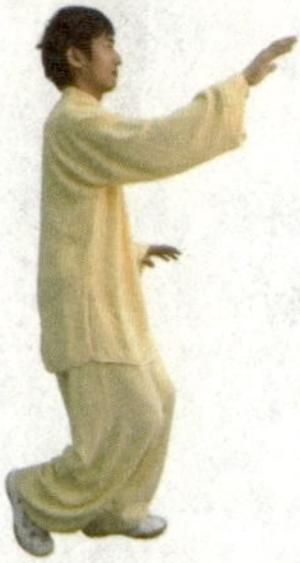

【动作方法】

（1）右脚向前跟进半步，右臂随着上体姿态变化，稍稍向前伸展。

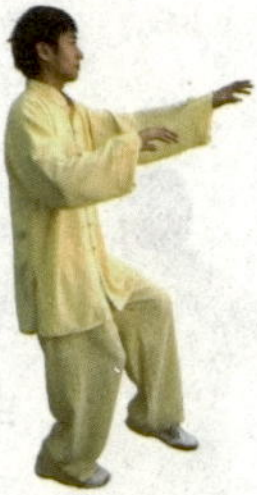

（2）上体向后坐，将身体重心转移到右腿上，上体略微向右转；右手曲肘向后牵引，左手顺势向左、向上划弧线，摆动到身体前侧；上体略微向左转动，左脚轻轻提起，稍微向前动移，成左虚步。

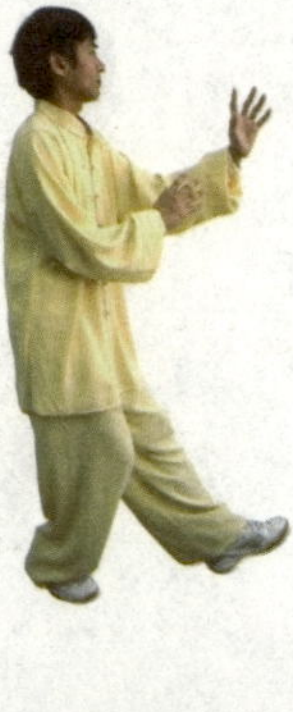

（3）两手臂屈肘落下，环抱在身体前侧，左手掌心向右，高度与鼻子齐平，右手掌心向左，与左肘相对，眼看左手食指。

第六式　左右倒卷肱

【动作方法】

（1）上体先略微右转，两手缓缓翻转，掌心向上；右手向下经腰侧划弧至右后方，位置略比肩高，左手在身体前慢慢抬起，直到平举；头部随着上体转动而转动，目视右手。

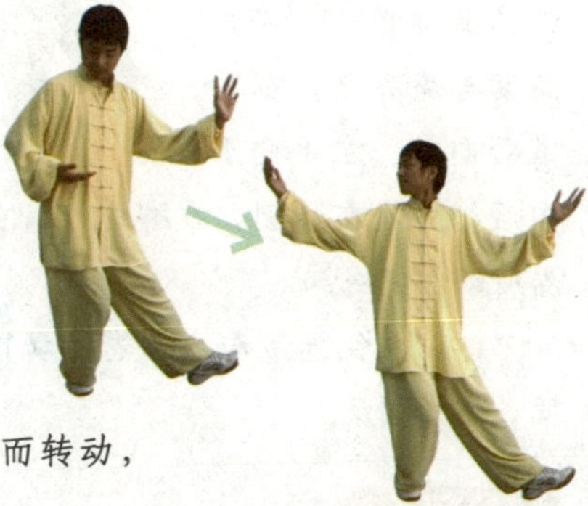

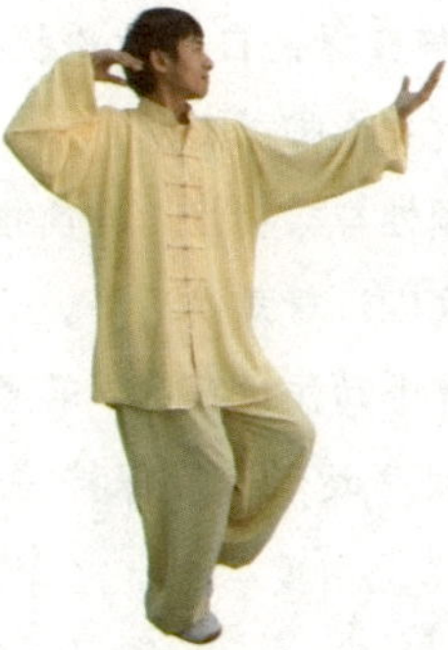

（2）上体略微左转，左脚提起后退一步，前脚掌着地；右臂屈收，放在肩上耳侧旁，掌心朝向前下方，目视左手。

（3）上体继续左转，身体重心后移到左脚上；同时右脚脚跟提起，转正方向，右膝略微弯曲成右虚步；右手向前推出，到达身体前方，腕的高度与肩齐平，右手掌心向前，左手向下、向后划弧收在腰侧，右脚踏地，右倒卷肱动作完成。

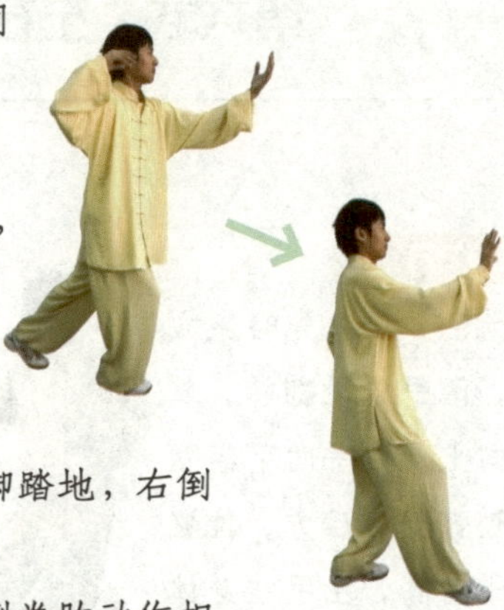

（4）左倒卷肱与右倒卷肱动作相同，方向相反。

【技术难点】

难点 1： 在退步时，需要遵循特定的发力与协调原则。支撑腿要完全承担起身体全部重量，并处于稳定状态后，才能进行提收另一脚的动作。收提的脚应保持自然放松状态，脚尖自然下垂，且注意其高度不超过支撑脚踝高度。

难点 2： 前推时注重整体的协调性与柔韧性。向前推掌时，手臂不可伸直僵硬，后手的回收应沿着弧线运动，这与太极拳圆润连贯的特性相契合。在整个动作过程中，转腰松胯非常重要，同时腰部的转动要与两手运动速度保持一致，避免动作出现僵硬、脱节的现象。

第七式　左揽雀尾

【动作方法】

（1）上体右转，右手由腰侧向右后上方划弧平举，掌心向上，左手下落，掌心向下，头随体转，目视前方。

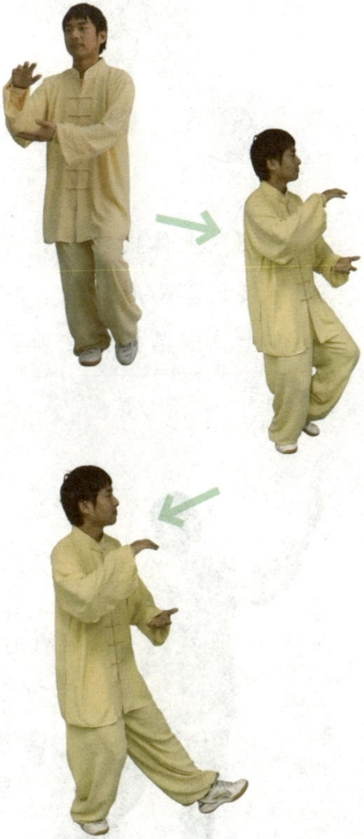

（2）上体继续右转，右手屈抱于右胸前，左手划弧下落，屈抱于腹前，左脚收至右脚内侧，脚尖点地。

（3）上体左转，左脚向前迈出一步，脚跟着地。

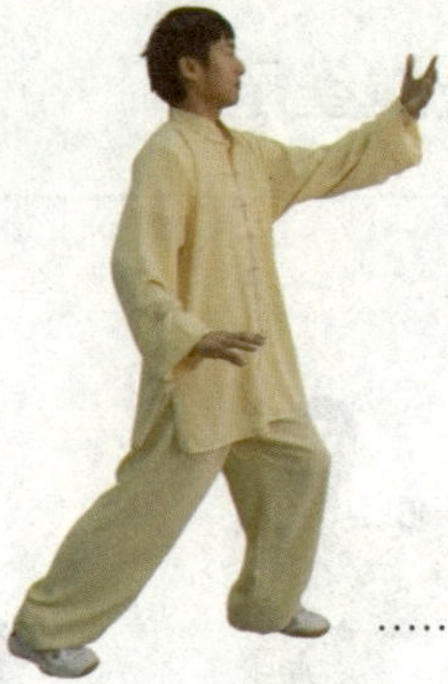

（4）上体继续左转，重心前移成左弓步，右腿自然蹬直，两手前后分开，左臂弧形向前掤架，右手向下划弧至右胯旁按掌，指尖向前，目视左前臂。

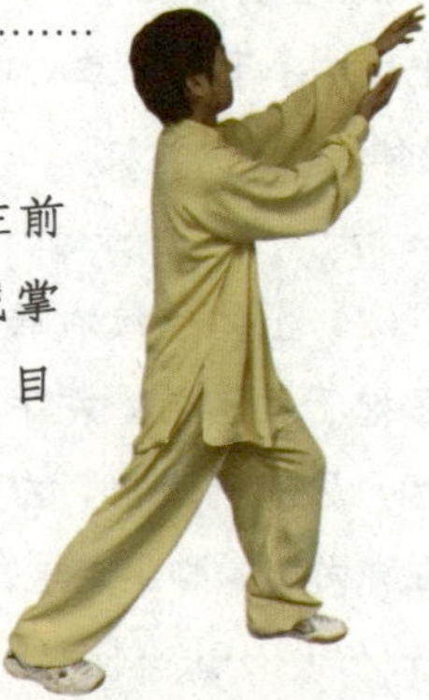

（5）上体向左转，左手向左前方伸展，掌心转向下，右手转成掌心向上，向前摆至左前臂内侧，目视左手。

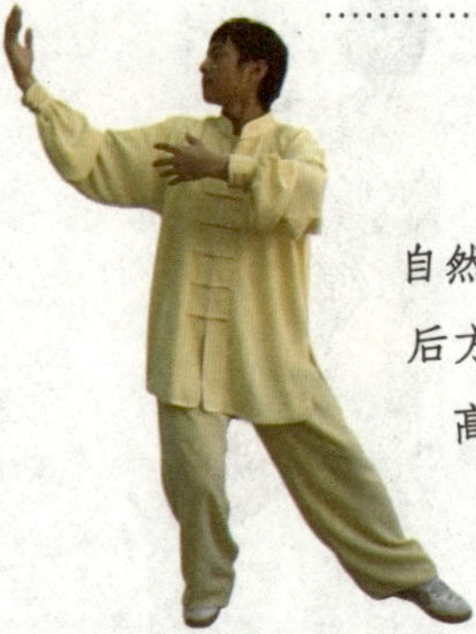

（6）上体右转，重心后移，左腿自然伸直，两手同时向下经腹前向右后方划弧，右手停于侧前方，与头同高，左臂平屈于胸前，掌心向上，目视右手。

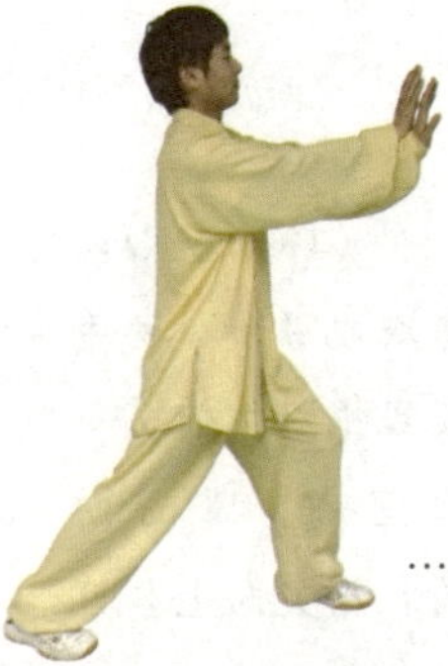

（7）上体左转，右臂屈肘收在胸前，右手搭在左前臂内侧，掌心向前，指尖向上，目视前方。

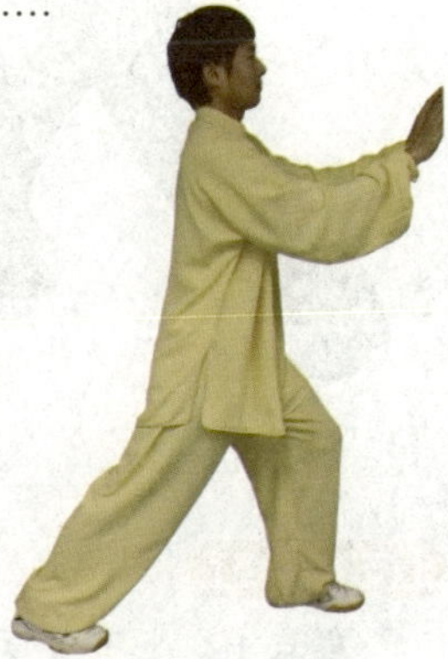

（8）身体重心前移，左腿屈弓成左弓步，右手推送左前臂向体前挤出，与肩同高，两臂撑圆，目视前方。

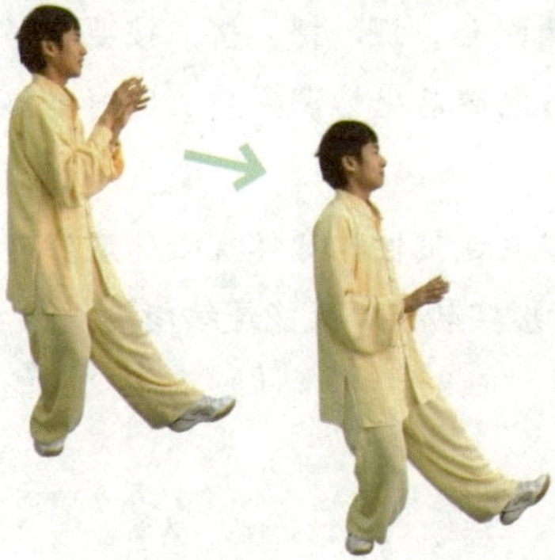

（9）上体后坐，身体重心移至右腿，左脚跟提起，左手翻转向下，右手经腕上方向前、向右划弧，两手分开，与肩同宽，屈肘后引收至腹前，目视前方。

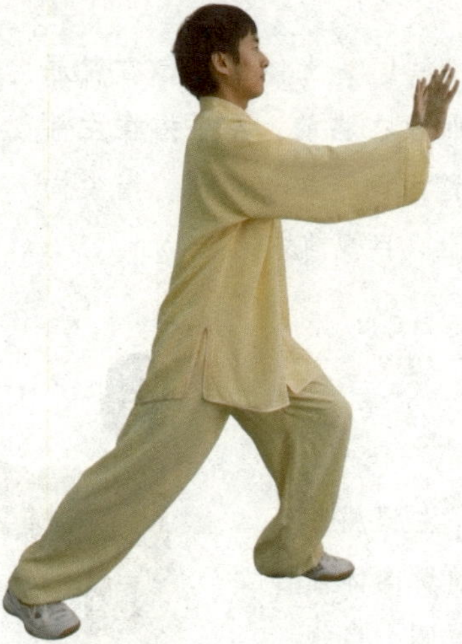

（10）重心前移成左弓步，两手弧线推至体前，与肩同高，掌心向前，指尖向上，目视前方。

【技术难点】

难点 1： 上下肢要协调配合，掤、捋、挤、按要与弓腿协调一致，捋和引手要与屈腿后坐协调一致，同时始终维持上体中正姿态。

难点 2： 特别注意动作的连贯性和身体重心的虚实转换，确保拳势之间既能进行虚实转换，又能连续衔接。

第八式　右揽雀尾

【动作方法】

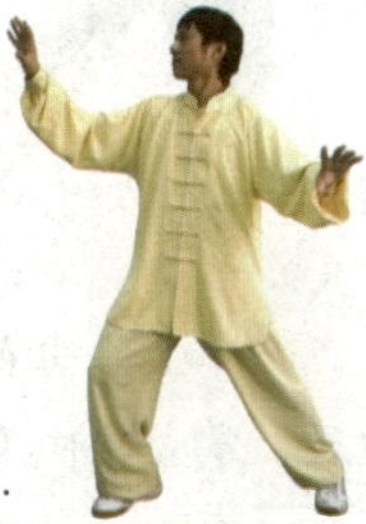

（1）重心后移，上体右转，左脚尖内扣，右手经头前划弧右摆，两手平举于身体两侧，掌心向外。

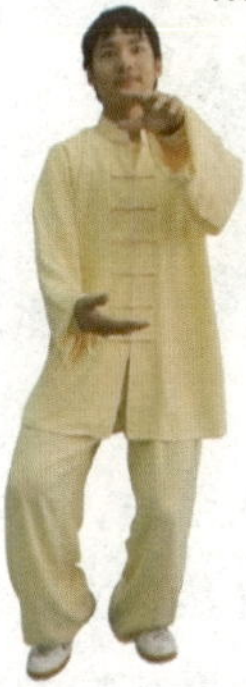

（2）重心左移，左腿屈，右脚收到左脚内侧点地，两手在胸前呈抱球状，左手在上，右手在下，目视前方。

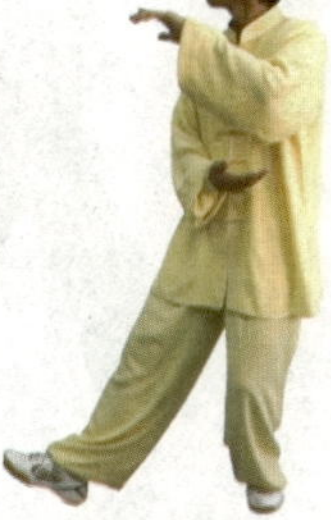

（3）上体右转，右脚向前迈出一步，脚跟着地。

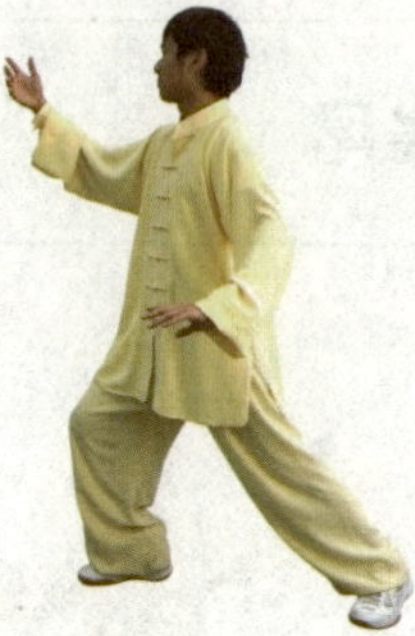

（4）上体继续右转，重心前移成右弓步，左腿自然蹬直，两手前后分开，右臂弧形向前掤架，左手向下划弧至左胯旁按掌，指尖向前，目视右前臂。

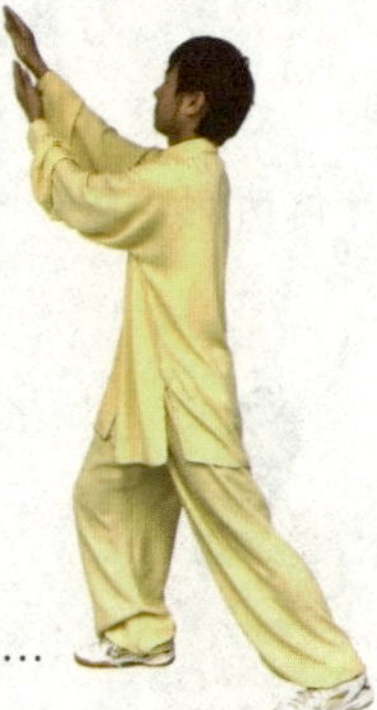

（5）上体向右转，右手向右前方伸展，掌心转向下，左手转成掌心向上，向前摆至右前臂内侧，目视右手。

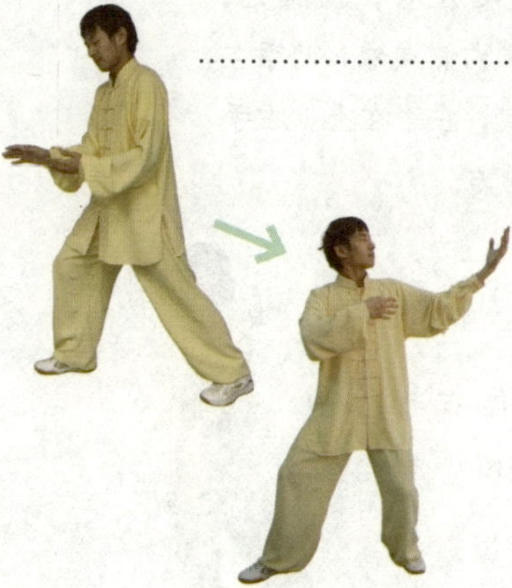

（6）上体左转，重心后移，右腿自然伸直，两手同时向下经腹前向左后方划弧，左手停于侧前方，与头同高，右臂平屈于胸前，掌心向上，目视左手。

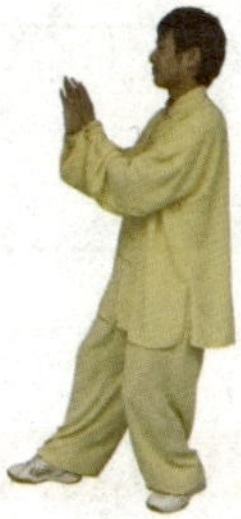

（7）上体右转，左臂屈肘收在胸前，左手搭在右前臂内侧，掌心向前，指尖向上，目视前方。

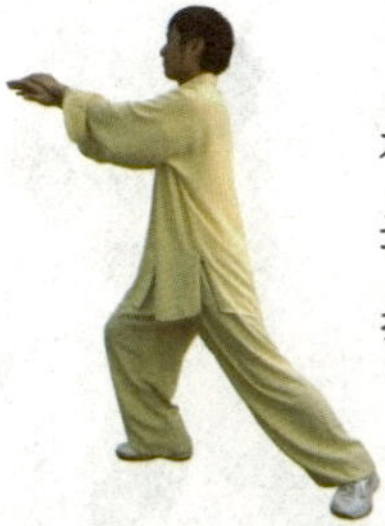

（8）身体重心前移，右腿屈弓成右弓步，左手推送右前臂向体前挤出，与肩同高，两臂撑圆，目视前方。

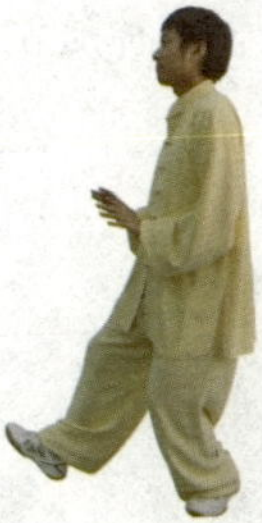

（9）上体后坐，身体重心移至左腿，右脚跟提起，右手翻转向下，左手经腕上方向前、向左划弧，两手分开，与肩同宽，屈肘后引收至腹前，目视前方。

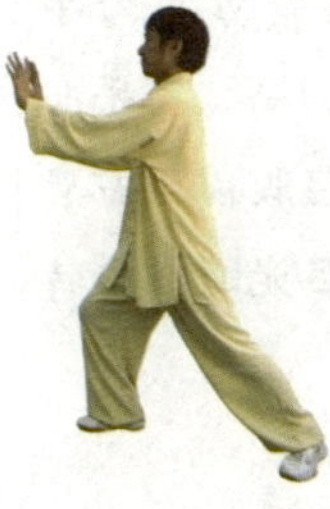

（10）重心前移成右弓步，两手弧线推至体前，与肩同高，掌心向前，指尖向上，目视前方。

第九式　单鞭

【动作方法】

（1）身体重心左移，上体向左缓缓转动，右脚尖内扣，两臂向左运转。左手经头前向左划弧至头部左侧，掌心向外；右手经腹前向左划弧至左肋前，掌心向上，眼神随左手移动。

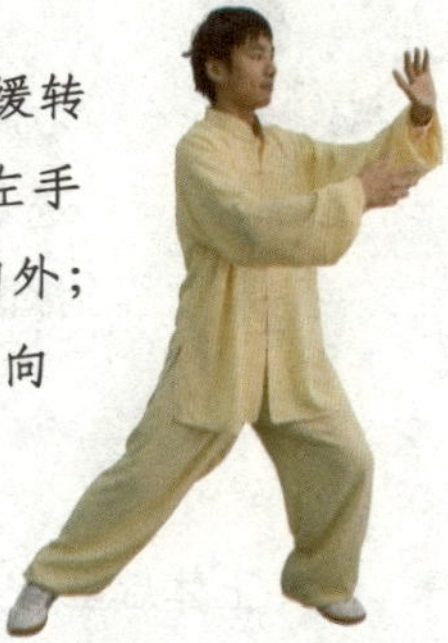

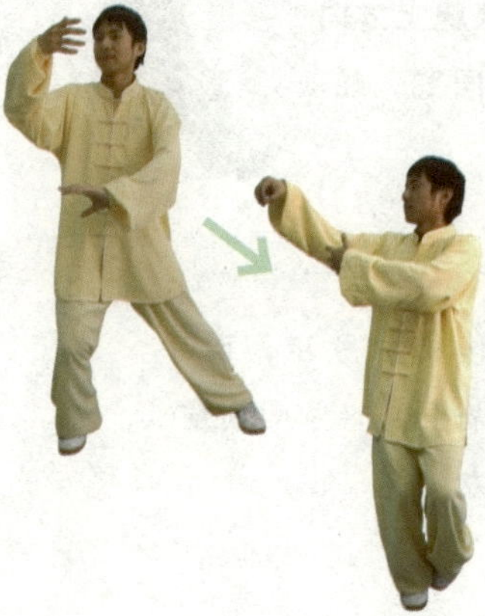

（2）上体右转，身体重心向右移动，左脚收到右脚内侧，脚尖点地。右手向右侧划弧，经头前至身体右前方呈勾手姿态，手腕与肩同高；左手向下、向右划弧，经腹前至右肩前，掌心向内，目光随右手转移，注视勾手。

（3）上体左转，左脚向左前方上步，脚跟点地，左手经面前向左划弧，掌心向内，目视左手。

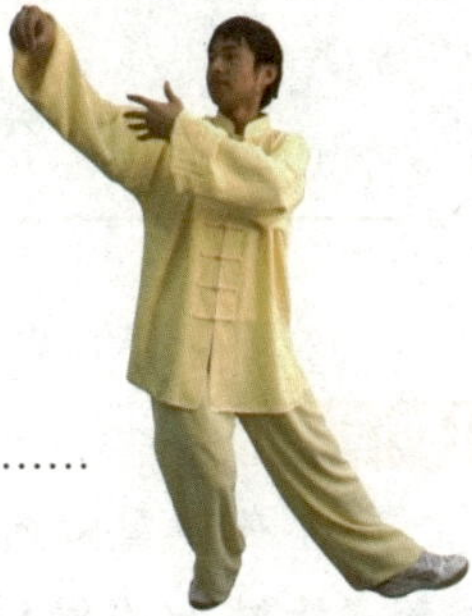

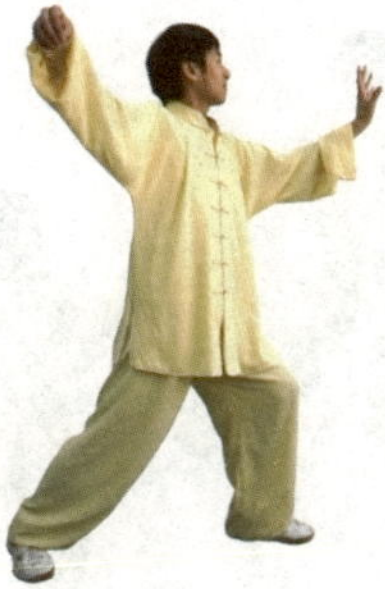

（4）身体重心前移，左脚踏实成左弓步，右腿自然蹬直，脚跟外展，左手经面前翻掌向前推出，左臂与左腿上下相对，目视左手。

【技术难点】

难点1：做弓步姿势时，方向应微微偏向身体左前方，偏角不能超过30度，双脚间距约10厘米。这样能确保弓步状态下身体维持稳定且合理的力学结构，后续动作也能更好发力。

难点2：进行推掌时，上体缓缓向左转动，左腿向前成弓步伸展，左手一边翻掌一边缓缓向前推出。推掌完成时，应注意松腰、松胯、沉腕、展掌、舒指，保持身体自然协调状态。

第十式 云手

【动作方法】

（1）身体重心向后推移，上体向右缓缓转动，左脚尖内扣。左手顺势向下划弧，经腹前至右肩前，掌心向内；右手勾手松开，舒展成掌，掌心向外翻转，目视右手。

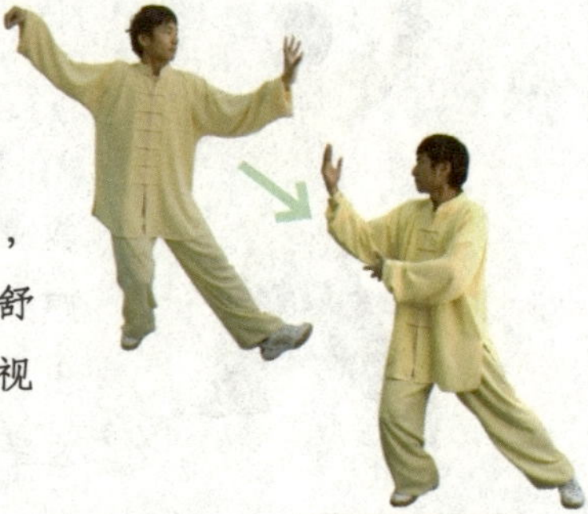

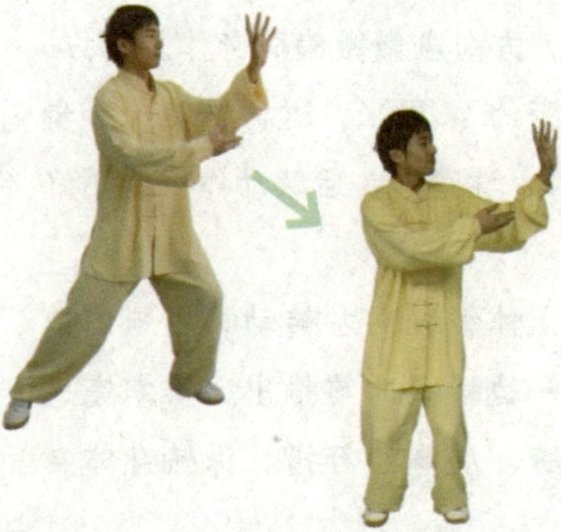

（2）上体左转，重心左移，右脚向左脚收拢，前脚掌先着地，然后全脚踏实，两腿屈膝半蹲，两脚相距约10厘米，平行开立。

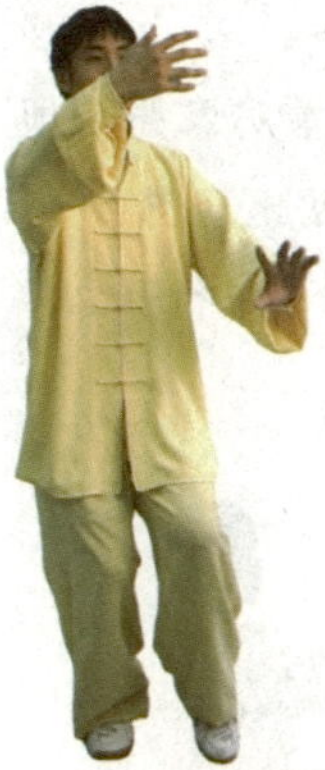

（3）左手经头前向右划弧运转，掌心向外翻转，至身体左侧，与肩部同高，右手向下，经腹前向右划弧至右肩前方，掌心转向内，眼随手走。

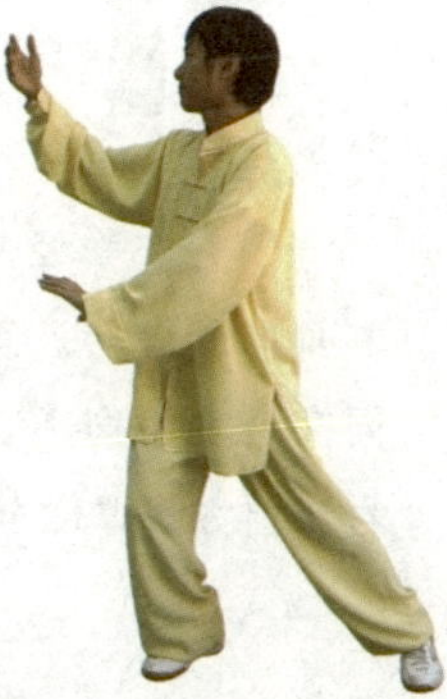

（4）上体缓缓向右转，身体重心移到右腿，左脚向左横开一步，前脚掌先着地，随着身体重心调整，再过渡到全脚落地。

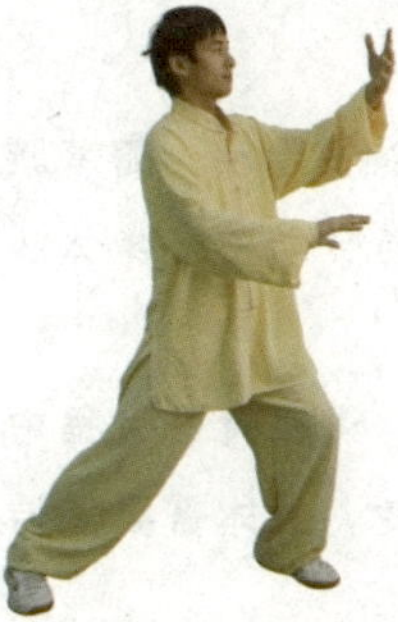

（5）右手经头前向左划弧运转，掌心向内，停于身体左侧，与肩部同高，左掌下落，经腹前向左划弧至左肩前，掌心渐渐翻向内，目随手运转。

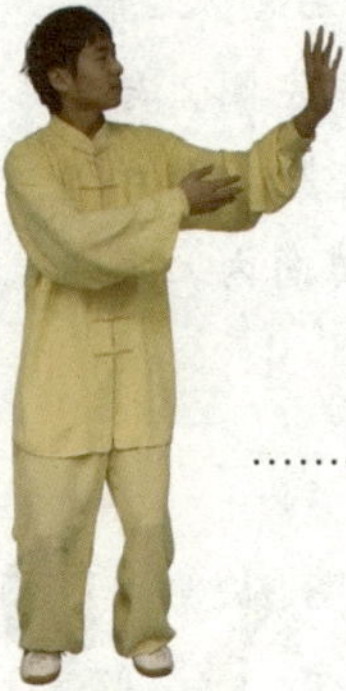

（6）上体左转，重心左移，右脚向左脚收拢，前脚掌先着地，然后全脚踏实，两腿屈膝半蹲，两脚相距约 10 厘米，平行开立。

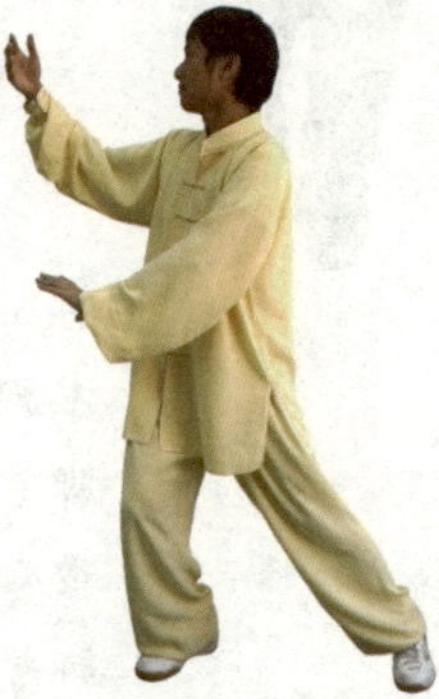

（7）左手经头前向右划弧运转，掌心向外翻转，至身体右侧，与肩部同高，右手向下，经腹前向右划弧至右肩前方，掌心转向内，眼随手走。

【技术难点】

难点 1：云手动作的核心要义是要以腰为轴，随着腰部的转动，将力量逐渐传递到手臂，从而带动整个身体的运转，实现身手合一。

难点 2：本势采用的步法是侧行步，讲究行进过程中点起点落、轻轻起落。迈出的步幅要适度，上体需要保持正直，不可以左歪右扭。

第十一式　单鞭

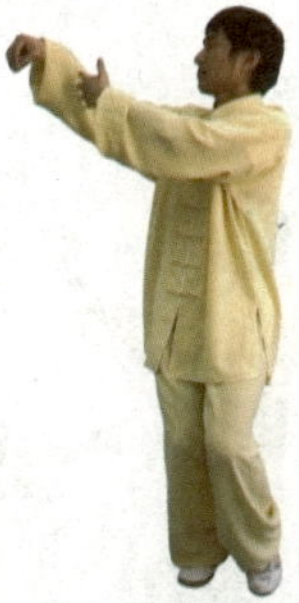

【动作方法】

（1）上体缓缓向右转动，重心随之移到右腿，左脚跟慢慢提起。右手经过头前向右划弧，到达右前方时翻转，五指自然收拢呈勾手姿态。

（2）左手向右划弧，到达右肩前，掌心朝向身体内侧，目光直视左掌。

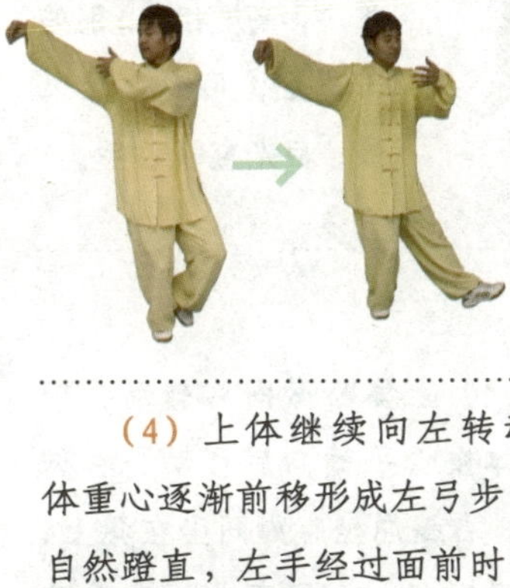

（3）上体略微向左转动，左脚向左前方上步，脚跟先落地，左手经过面前向左划弧，掌心朝向内侧，目光直视左手。

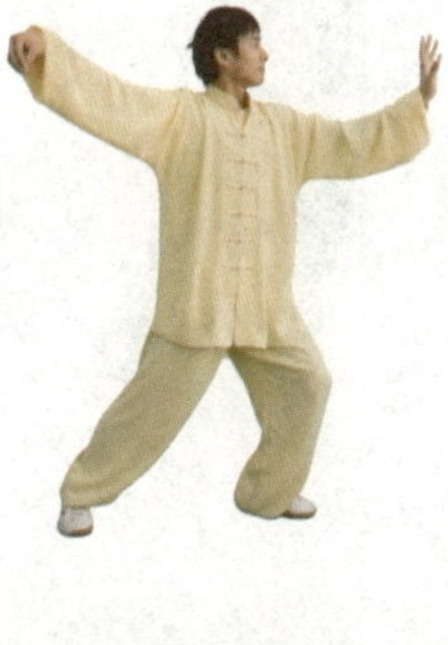

（4）上体继续向左转动，身体重心逐渐前移形成左弓步，右腿自然蹬直，左手经过面前时，掌心翻转后向前推出，高度与肩部齐平，目光直视左手。

第十二式　高探马

【动作方法】

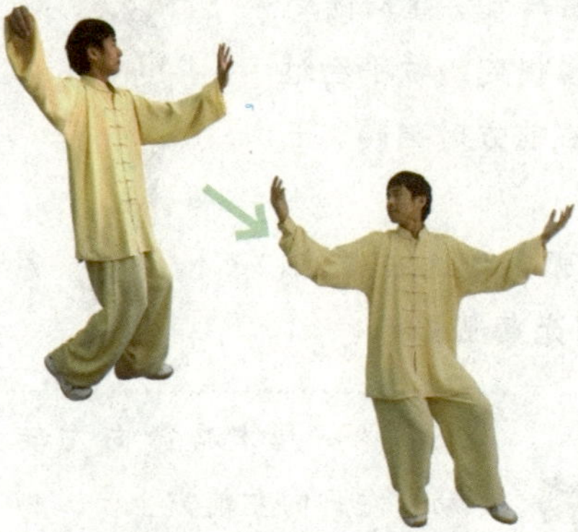

（1）身体保持平稳，处于后方的右脚向前收拢约半步，前脚掌轻触地面；右勾手自然舒展，两掌心翻转向上，两臂前后平举，高度相当，肘关节微屈，形成自然弧线，目光直视右手。

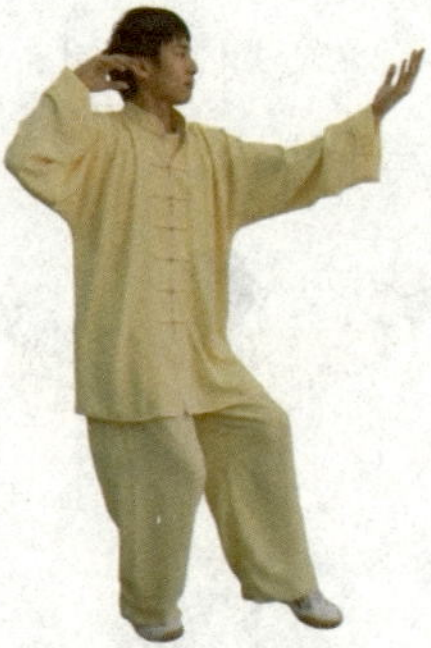

（2）上体略微向右转动，带动身体重心平稳向后移动，右脚踏实，右腿屈坐，如同坐在凳上，左脚跟提起，右臂弯曲，右手缓缓卷到头侧，目光直视前方。

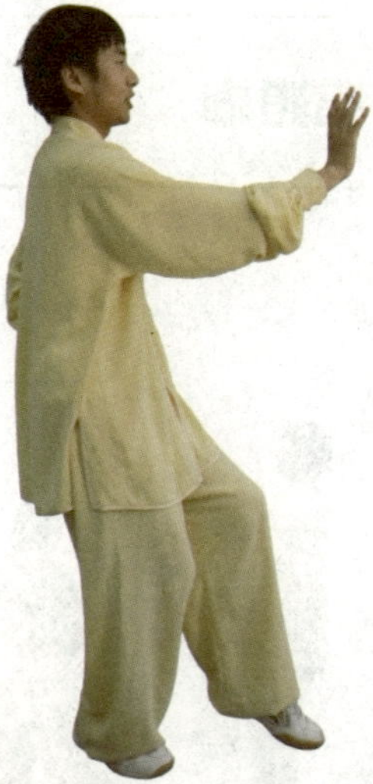

（3）上体向左转动，右肩顺势向前送出，左脚提起向前点地，前脚掌着地，成左虚步，右腿稳固支撑，右手从头侧向前推出，掌高与头齐平。

【技术难点】

难点 1： 需要精准把握推掌高度，前推的掌高应该与头齐平，掌根发力，掌心向前。后手要收至腹前，掌心朝上，与前推的掌形成前推后座的平衡。

难点 2： 上下体动作注意协调统一，上体左转时，与推右掌、收左掌需要同步配合。

难点 3： 跟步转换重心时，上体始终保持自然正直，脊柱如中立的标杆，不起伏歪斜。以腰胯为枢纽，沉稳地完成重心转换，为后续推掌提供稳定的发力基础。

第十三式　右蹬脚

【动作方法】

（1）左掌掌心向上，缓缓向前伸到右腕背面，两手腕相互交叉，随即两手臂向两侧分开并向下划弧，掌心呈斜向下状态；同时左脚提起向左前侧方进步，左脚脚尖略微向外撇出，身体重心逐渐前移，右腿自然蹬直，形成左弓步，目视前方。

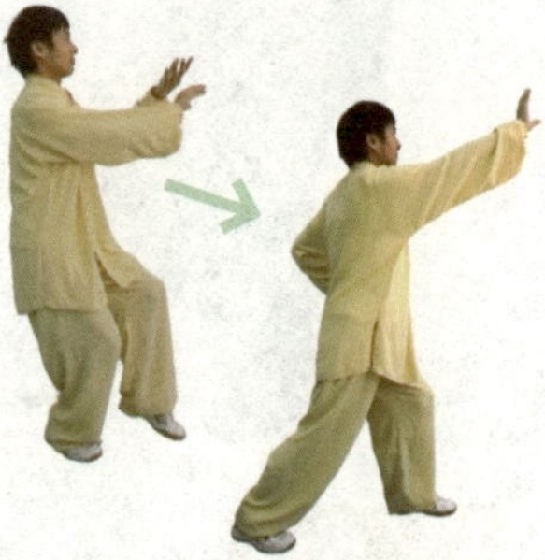

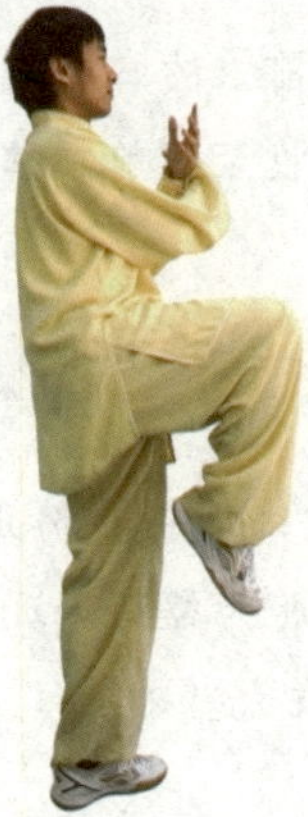

（2）弓步完成后，两手由外向内划弧，逐渐交叉合抱于胸前，需注意右手在外，左手在内，两手手心均向后；同时右脚向左脚逐渐靠拢，右脚移动时脚尖轻点地，头部微微转动，平视右前方。

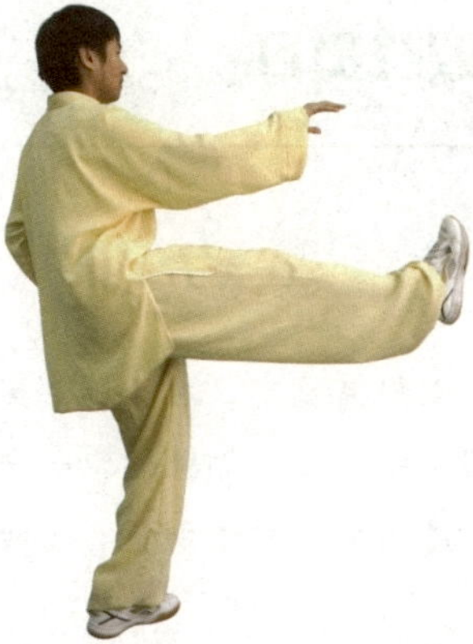

（3）两臂左右划弧分开平举，肘部微微弯屈，手心均向外展开；同时左腿支撑起整个身体的重量，右腿屈膝抬起，右脚向右前方慢慢蹬出，右腿与右臂上下相对，目视右手。

【技术难点】

难点1：进行两手合抱动作时，两肩要保持松沉状态，两肘自然坠下，两臂抱圆。两手划弧分开时，划弧高度最高不要超过头部高度，否则会导致身体重心上移，影响动作稳定性。另外，支撑腿需要在完全支撑起身体重量后，才能进行提膝蹬脚的动作。

难点2：整体动作需要注意，穿掌与上步保持一致，弓腿与分手保持一致，收脚与抱手保持一致，蹬脚与分手撑臂保持一致。动作之间只有协调配合，才能使身体和拳法的力量发挥到极致。

第十四式　双峰贯耳

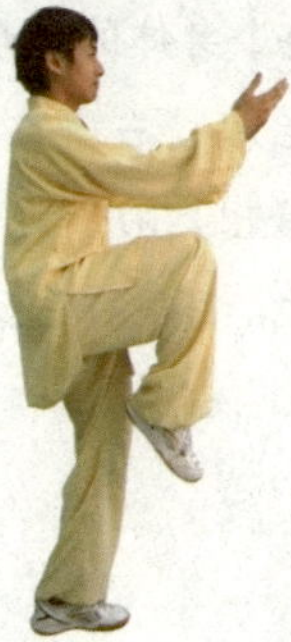

【动作方法】

（1）身体重心保持稳定，右小腿屈膝收回，脚尖自然下垂。左手划弧运动，与右手并行落在右膝上方，掌心向上，目视前方。

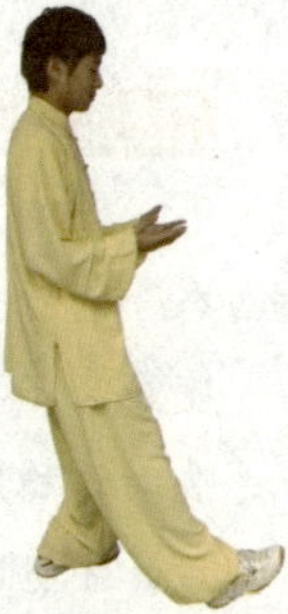

（2）右脚下落，向右侧前方迈出一步，脚跟先着地，脚尖斜向右前方。两手顺势收至腰侧，掌心向上，沉肩坠肘。

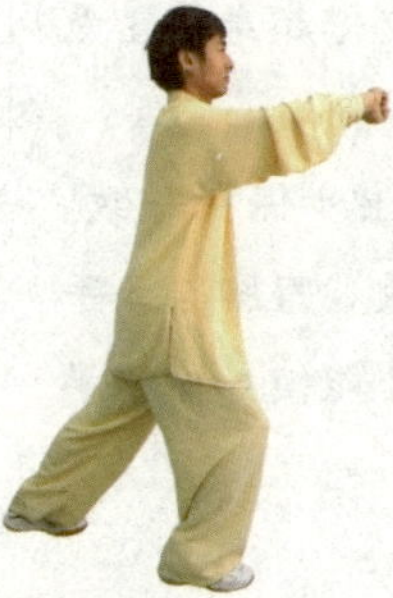

（3）身体重心稳步前移，右脚踏实成右弓步，小腿垂直于地面；两手随之握拳，划弧至头前，两臂半屈呈钳形，两拳相对，间距与头同宽，两臂内旋，拳眼斜向下，力贯拳面，目视前方。

第十五式　转身左蹬脚

【动作方法】

（1）重心缓慢向左腿迁移，上体随之左转，右脚尖轻轻内扣。左手向左划弧，右手向右划弧，两手在体侧平举，目光直视左手。

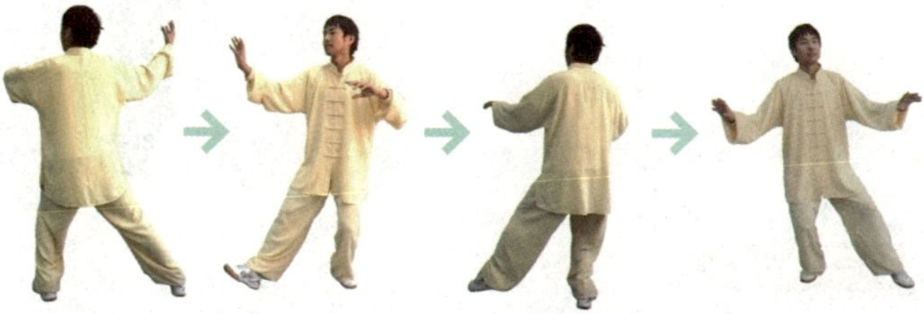

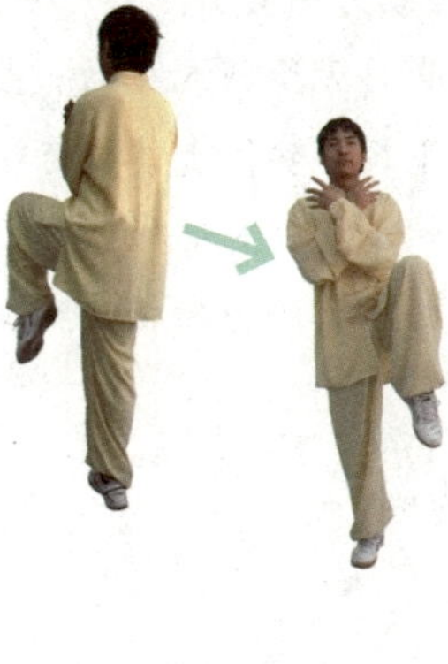

（2）重心缓慢移到右腿，右腿屈膝后坐，左脚轻轻收至右脚内侧，脚尖点地；两手划弧合抱于胸前，左手在外，目视前方。

（3）两手向左前方和右后方划弧分开，撑举在身体两侧；左脚提起，向左前上方慢慢蹬出，左臂与左腿上下相对，目光直视左手。

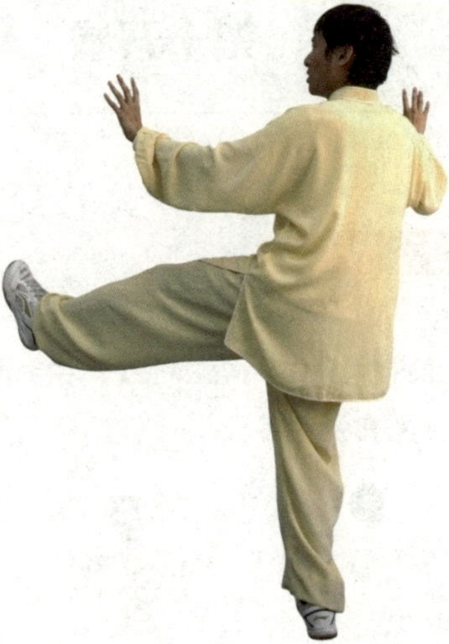

【技术难点】

难点1：左蹬脚与右蹬脚的方向要对称，二者方向夹角呈180度，以此保证重心的稳定与劲力的均衡。

难点2：身体务必保持中正，脊柱无歪斜或晃动，头颈保持正直，维持头部平稳，目光平视，确保上体姿态端正规整。注意沉肩坠肘，即肩部自然下沉，肘部微微下垂屈曲。还要保持松腰松胯，让腰部舒展，胯步放松，实现上下肢劲力协同配合。

第十六式　左下势独立

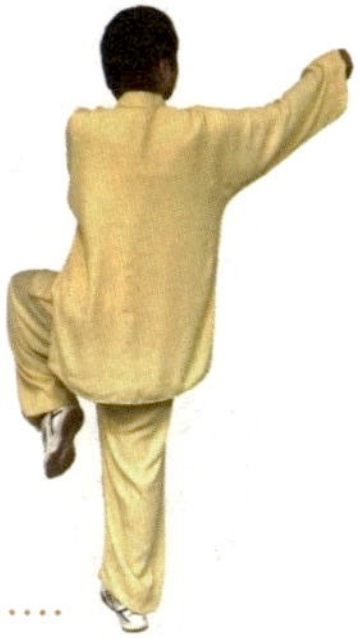

【动作方法】

（1）左腿收回平屈，左脚脚尖向下，自然垂于右腿内侧。上体右转，右手五指捏拢呈勾手，左手经头前划弧摆至右肩前，掌心向右，目视勾手。

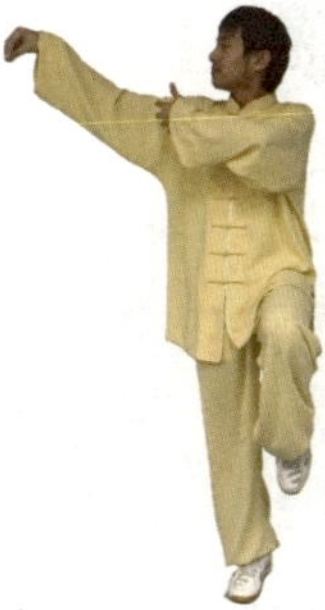

（2）右腿屈蹲，左脚向左侧迈一步，前脚掌先着地，再慢慢过渡到全脚掌落地，左腿伸直，左手落于右肋前，目视右勾手。

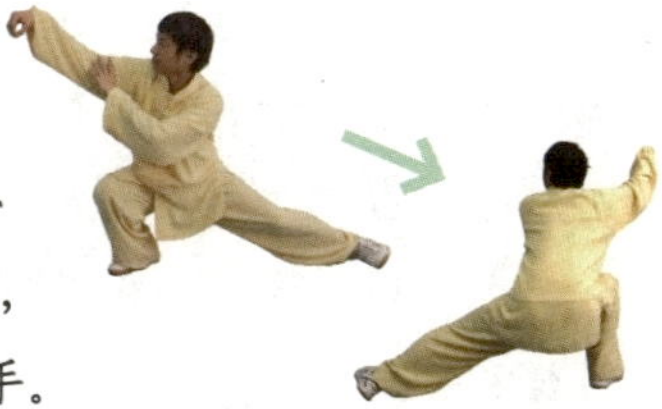

（3）身体重心降低，右腿屈膝全蹲，上体左转成左仆步，左手沿左腿内侧向左穿掌，掌心向前，指尖向左，目视左手。

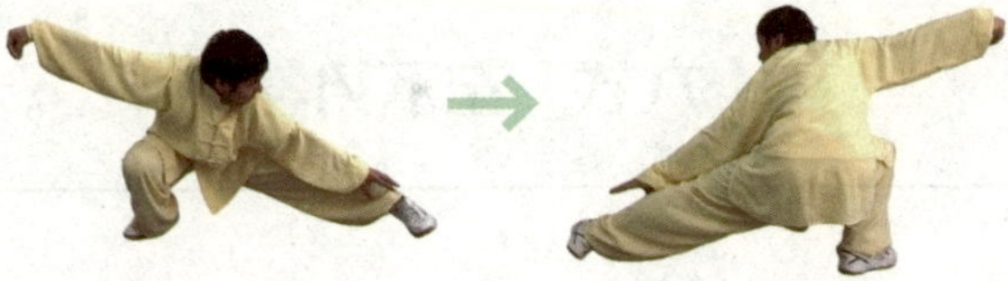

（4）身体重心慢慢移向左腿，左脚脚尖外撇，左腿屈膝前弓成左弓步，右腿自然伸直，脚尖内扣。上体略微向左转并向前起身，左手继续前穿向上挑起，右手前臂内旋背于身后，勾尖朝上，目视左手。

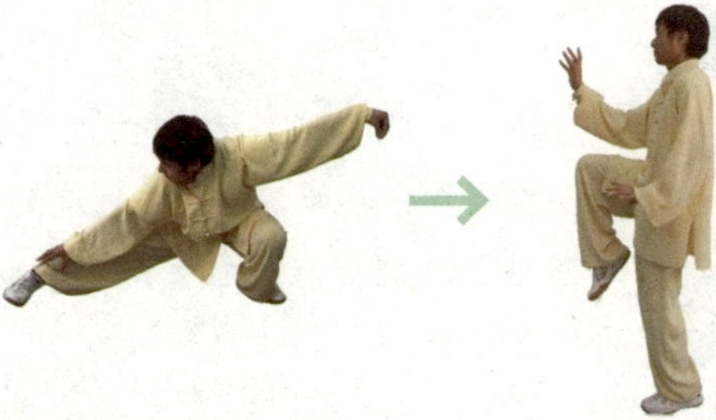

（5）上体左转，身体重心前移，左腿略微屈独立支撑，成左独立步，右腿屈膝前提，脚尖向下。左手下按在左胯旁，右勾手下落变掌，向前上方挑起，掌心向左，指尖向上，高与眼平，右臂半屈呈弧形，肘关节与右膝相对，目视右手。

第十七式　右下势独立

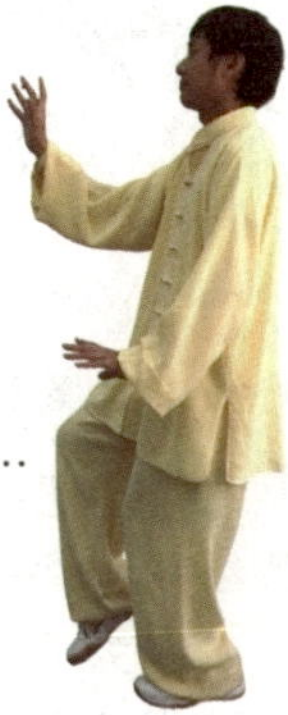

【动作方法】

（1）右脚落在左脚内侧前方，距离左脚约一脚宽，右脚脚尖着地；上体向左转动，身体以左脚前掌为轴，逐渐向内扭转。

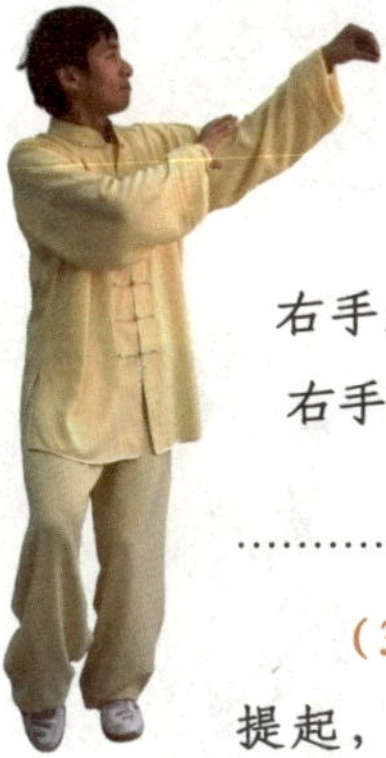

（2）左手变换呈勾手，向上提举于身体左侧，略高于肩，右手经头前划弧摆至左肩前，右手掌心向左，目视勾手。

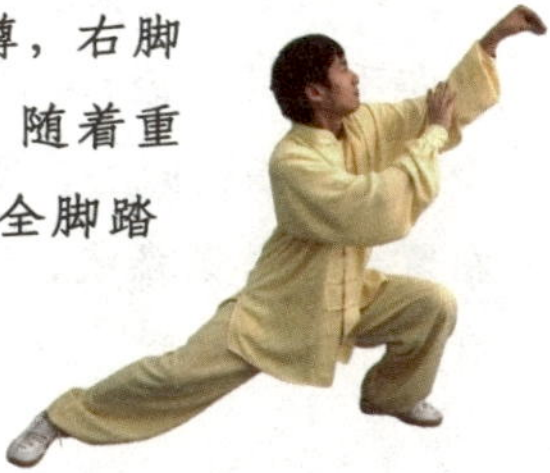

（3）左腿屈膝半蹲，右脚提起，向右侧迈一步，随着重心下降右腿伸直，右脚全脚踏实，右掌在左胸前准备下落，目视勾手。

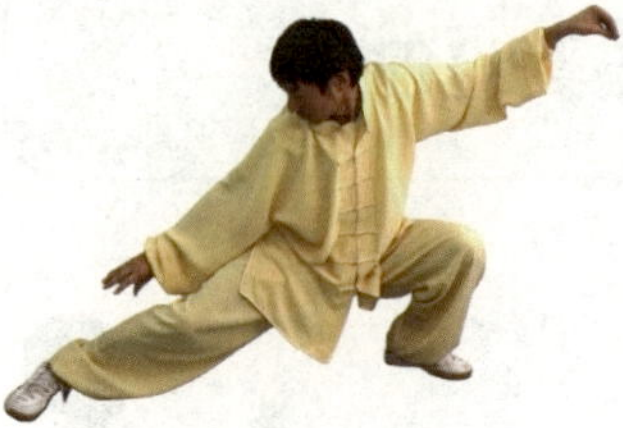

（4）左腿屈膝全蹲，重心进一步下沉，上体右转，身体呈右仆步，右手经腹前沿右腿内侧向右穿出，目视右掌。

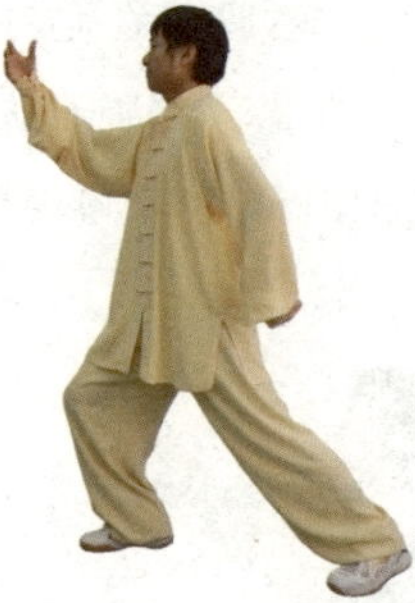

（5）重心移向右腿，右脚尖外撇，右腿屈膝前弓成右弓步，右手前穿向上挑起，左手在背后呈勾手，勾尖向上，目视右手。

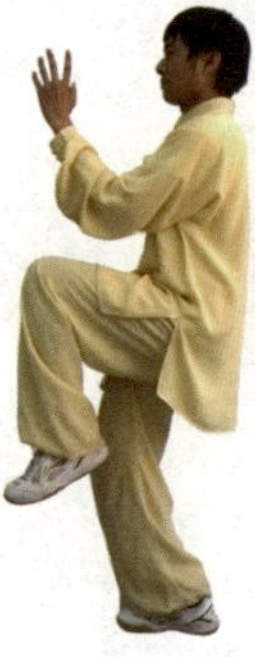

（6）上体略微右转，身体重心继续前移，右腿独立支撑身体重量，左腿屈膝前提，脚尖向下。

（7）右手逐渐下按，放在右胯旁，左勾手展开，经过体侧向前挑起，掌心向右，指尖向上，高度与眼睛齐平，左臂半屈呈圆弧状，肘关节与左膝相对应，目视左手。

第十八式　左右穿梭

【动作方法】

（1）左脚向左前下方下落，脚跟着地，脚尖外撇，上体左转，身体重心逐渐前移，右脚跟离地，两腿屈膝呈交叉步，右脚收至左脚内侧；左手翻掌向下，右手翻掌向上，然后右脚收到左脚内侧旁，两手在左胸前呈抱球姿势。

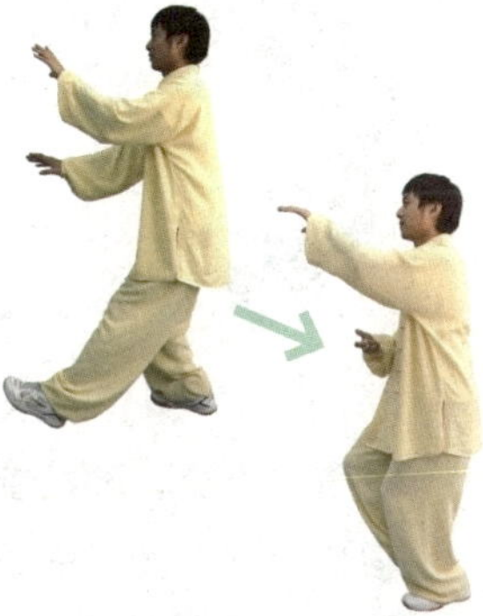

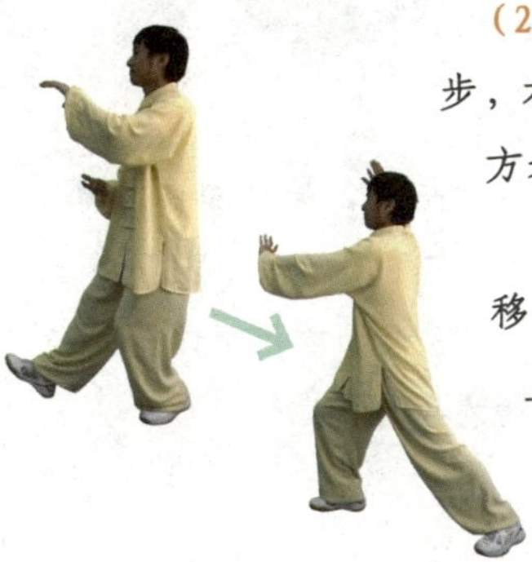

（2）上体右转，右脚向右前方上步，右手向前上方划弧，左手向后下方划弧，两手交错，目视右手。

（3）上体继续右转，重心前移，右脚踏实成右弓步，右手翻转上举，架于右额前上方，掌心斜向上，左手经肋前推至体前，与鼻同高，目视左手。

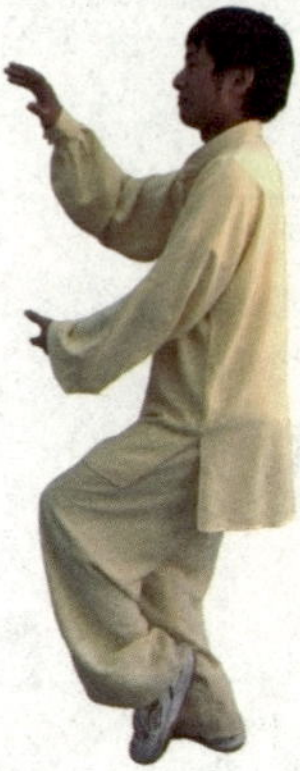

（4）身体重心后移，右脚尖外撇，上体右转，右手下落于头前，左手略微向左划弧外展，目视前方。

（5）上体右转，两手在右肋前上下相抱，左脚收至右脚内侧，脚尖点地，目视右手。

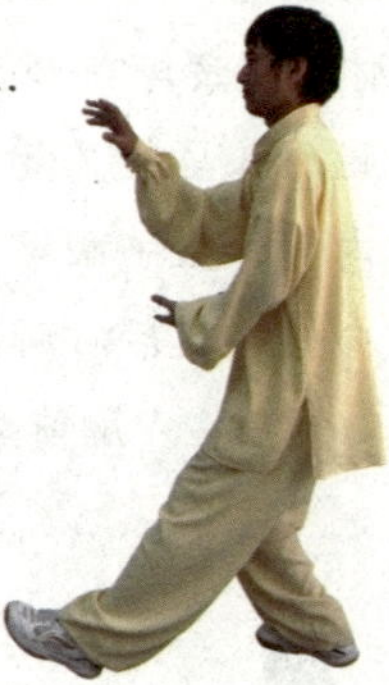

（6）上体左转，左脚向左前方上步，脚跟着地，左手由下向前上方划弧，右手由上向后下方划弧，两手交错，目视右手。

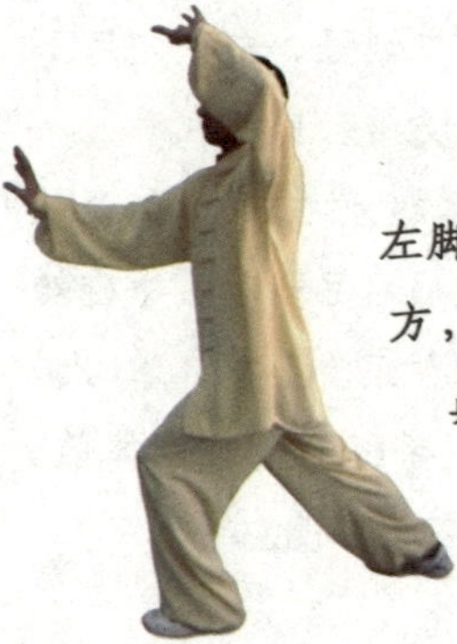

（7）上体继续左转，身体重心前移，左脚踏实成弓步，左手上举架于左额前上方，掌心向上，右手经肋前推至体前，与鼻同高，目视右手方向。

第十九式　海底针

【动作方法】

（1）右脚跟进半步，距前脚约一脚长。重心后移，右腿屈坐，上体右转。右手下落经体侧屈臂抽至耳侧，指尖朝前。左手经体前向下划弧至腹前，目视前方。

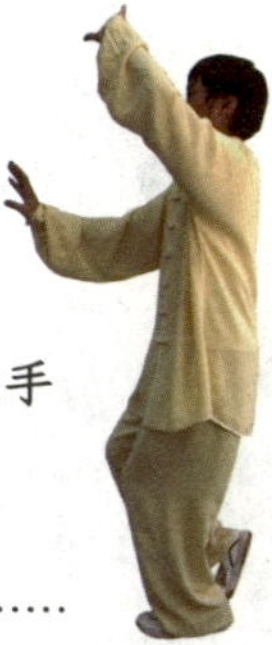

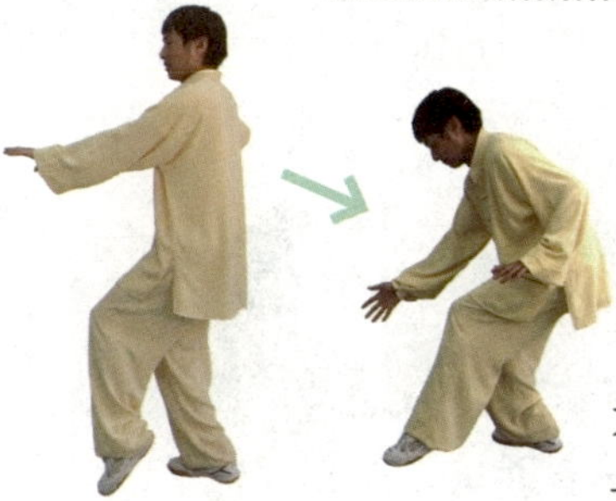

（2）上体略微左转，向前俯身，左脚前移，脚掌着地成左虚步。右手从耳侧向前下方插掌，指尖斜向前下方。左手经左膝前划弧搂过至大腿旁按掌，目视右掌。

【技术难点】

难点 1：上体需舒展，前俯角度不超过 45 度。

难点 2：右手插掌要直插前下方向，四指并拢。

第二十式　闪通臂

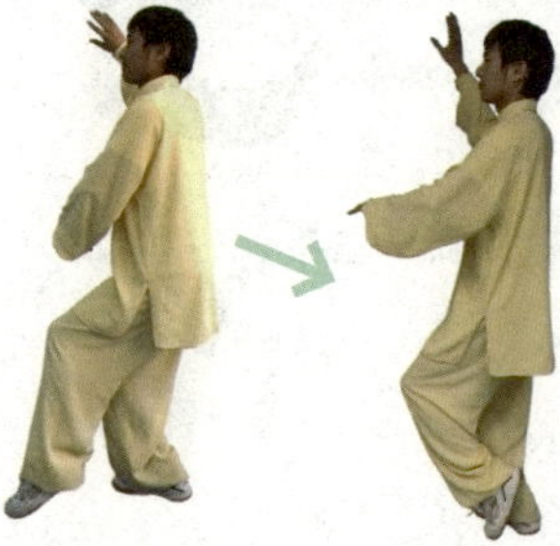

【动作方法】

（1）上体略微右转后恢复正直，右手提起到体前，掌心朝左。左手收回放在右腕内侧，左脚收回放在右脚内侧，目光直视前方。

（2）左脚向前迈出一步，身体重心前移成左弓步。左手上起经过胸前向前推出，高度与鼻尖齐平，掌心向前，指尖与鼻尖对齐；右手从体前向上提起，屈臂上举，停在右额前上方，掌心翻转向上，拇指朝下，目光直视左手。

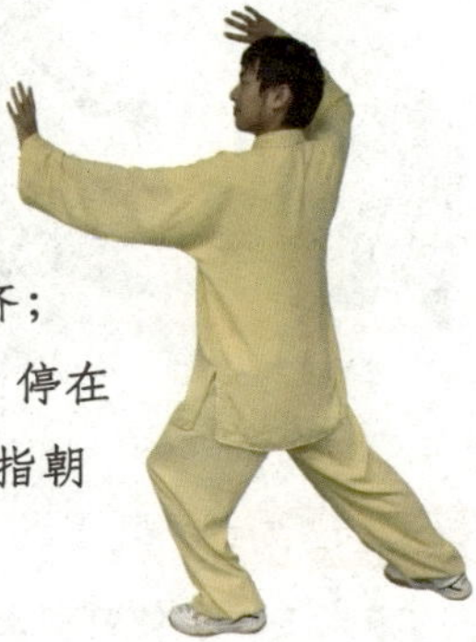

第二十一式　转身搬拦捶

【动作方法】

（1）重心后移，右腿屈坐，左脚脚尖内扣，身体右转。两手向右侧摆动，右手摆至身体右侧，左手摆至头部左侧，掌心均向外，目视左手。

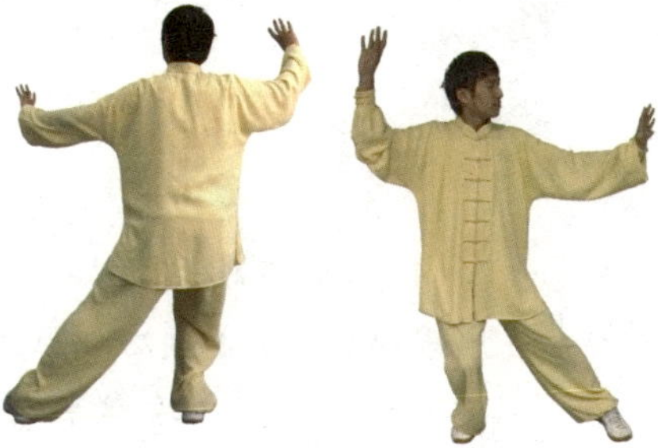

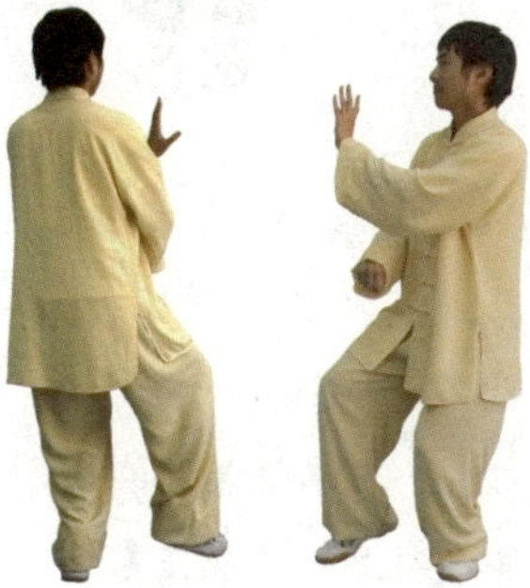

（2）身体重心左移，左腿屈坐，右腿伸直，右脚跟提起向内转动。右手握拳下落，经腹前向左划弧，停于左肋前，拳心向下。左手撑举于额前，目视前方。

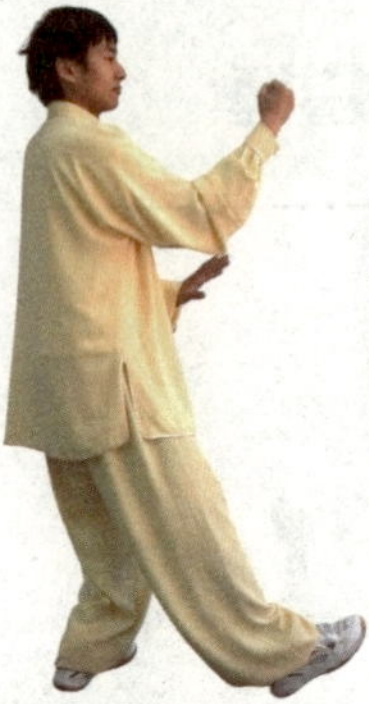

（3）右脚提收至左脚踝关节内侧，再向前垫步迈出，脚跟着地，脚尖外撇。右拳经胸前向前搬压，拳心向上，高与胸平，肘部略微屈。左手向右前臂外侧下落，按于左胯旁，目视右拳。

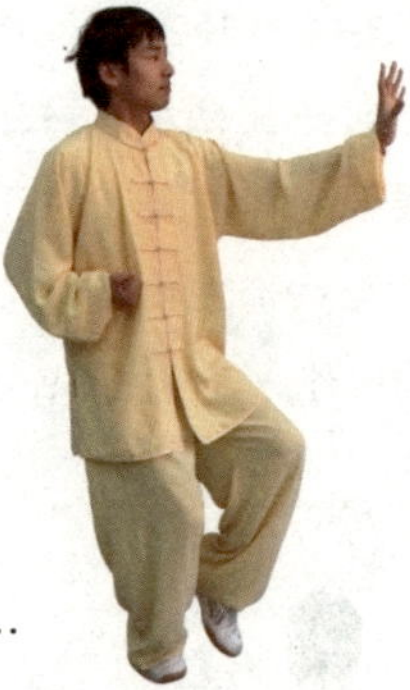

（4）上体右转，重心前移，左脚跟提起。右拳向右划弧至体侧，拳斜向上，右臂半屈，左臂外旋。左手经左侧向体前划弧，掌心斜向上，目视前方。

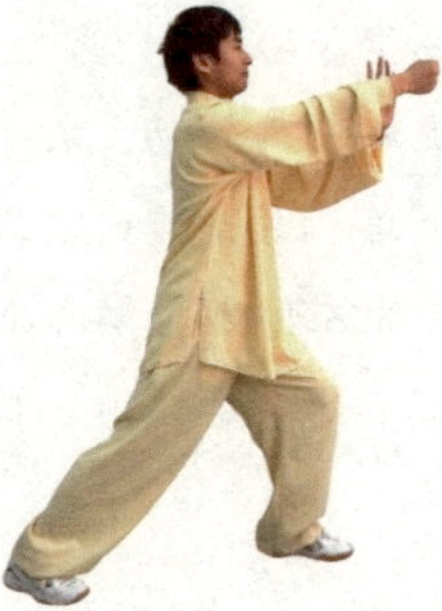

（5）左脚向前上步，脚尖着地。左掌拦至体前，高与肩平，掌心向右，指尖斜向上。右拳翻转收在腰间，拳心朝上，目视左掌。

第二十二式　如封似闭

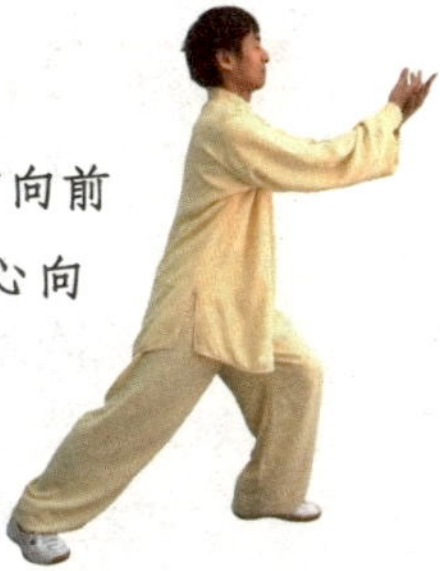

【动作方法】

（1）左手翻转向上，从右前臂下方向前穿出，右拳随之变掌，舒展手掌，掌心向上。两掌在身体前交叉，目光直视前方。

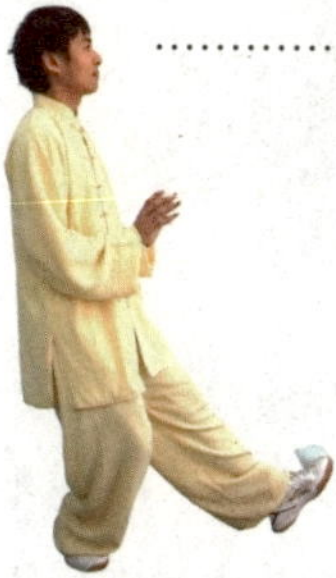

（2）重心平稳向后坐，右腿自然屈坐，左脚尖翘起；两臂屈曲收回至腹前，两掌心翻转斜向前下方，目视前方。

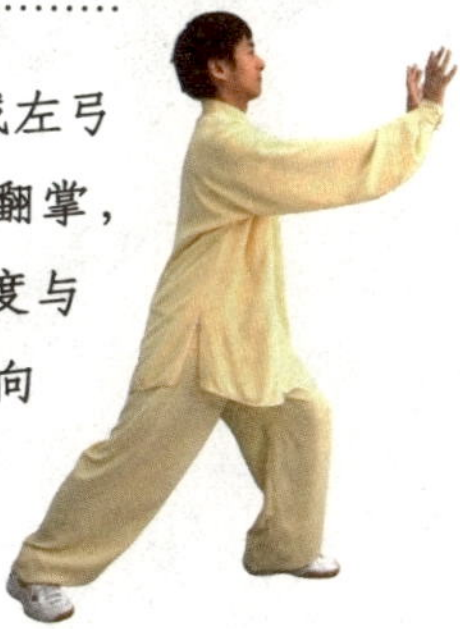

（3）重心缓缓前移，左腿屈弓成左弓步，小腿与地面垂直；两掌在胸前翻掌，向下经腹前再向前、向上推出，高度与肩部齐平，宽度与肩宽相当，掌心向前，指尖向上，目视前方。

第二十三式　十字手

【动作方法】

（1）上体向右转动，重心移到右腿，左脚尖内扣。右手随着转体动作向右划弧摆动，两手心需向外，目光直视右手。

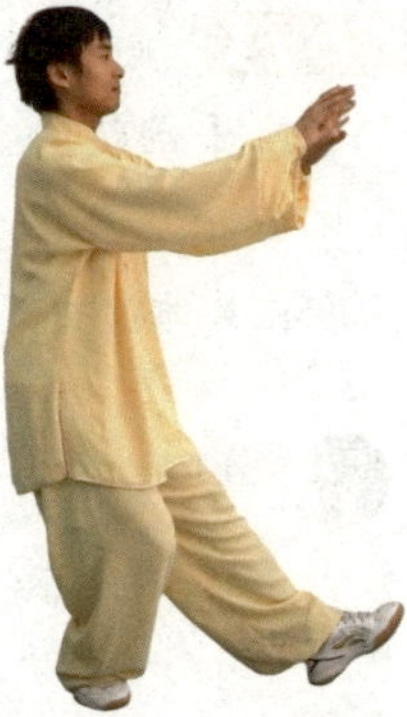

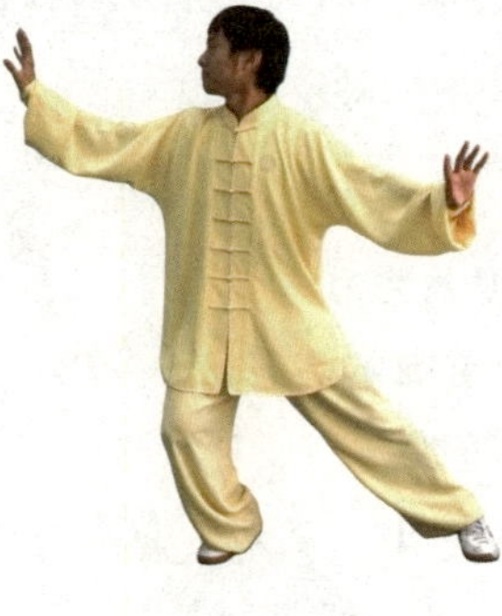

（2）上体继续右转，右脚尖外撇，右腿屈膝，小腿垂直地面，形成右弓步，左腿随之自然伸直。右手右摆至身体右侧，与肩部同高。左手臂自然伸展于体侧，两手臂侧平举，目光直视右手，下颌微收。

（3）上体向左转动，重心左移落在左腿上，右脚脚尖内扣，两手准备向下划弧。

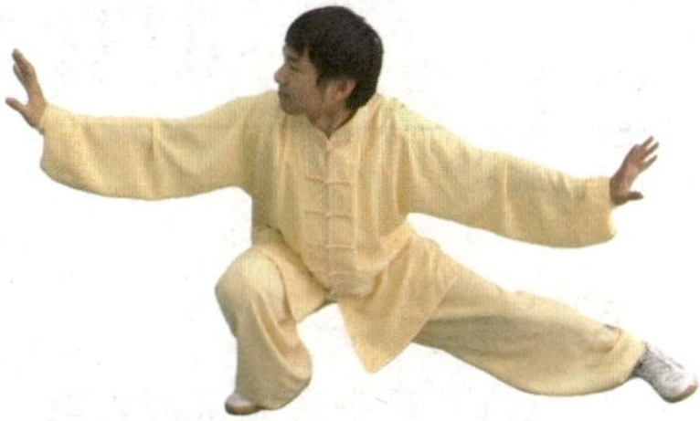

（4）上体转向起势方向，右脚提起收拢半步，两脚距离与肩同宽；两手向下，经过腹前交叉向上举，合抱于胸前，两腿慢慢直立，两脚平行呈开立步。两臂撑圆，两腕交搭呈十字形，腕高与肩部齐平，右手在外，手心均向后，目视前方。

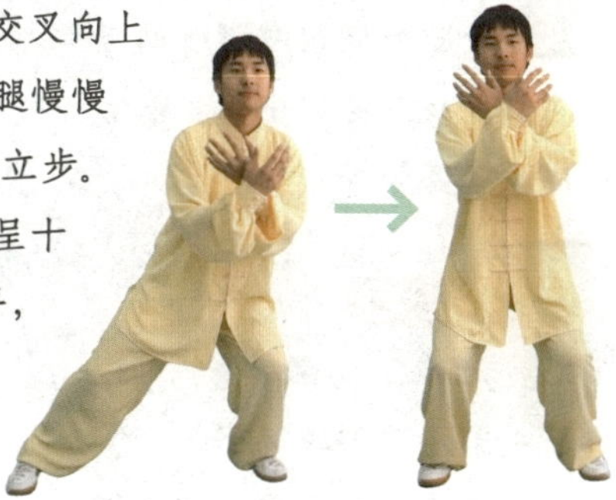

第二十四式　收势

【动作方法】

（1）两手臂微微向内旋转，两手翻转分开平举在体前，与肩同宽，掌心向下，目视前方。

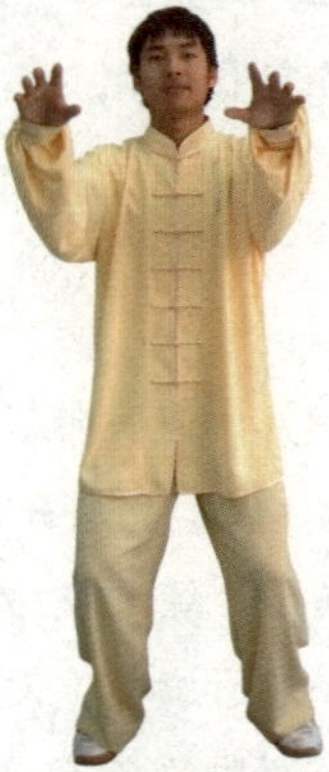

（2）两手臂徐徐下落，放在大腿外侧，左脚收回与右脚并拢，身体中正，恢复成预备姿势。

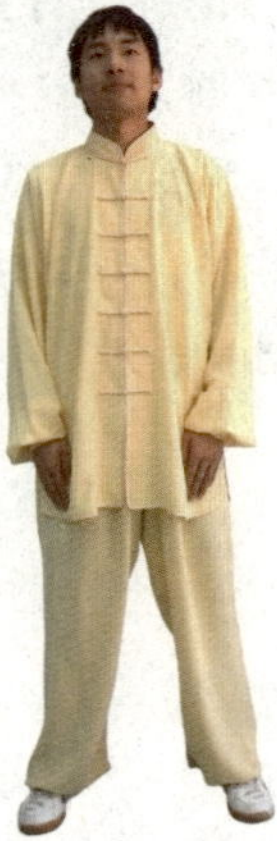

【技术难点】

难点1： 翻掌分手时，腕关节不要形成腕花。

难点2： 垂臂落手不能做成屈臂下按，应舒展腕部和肘关节，手臂自然下垂。